内蒙古卫生职业院校课程改革规划教材

供中等卫生职业教育各专业使用

医 用 化 学

U0273553

主　编　马翼寅

副主编　包雅丽

编　者　（以姓氏汉语拼音为序）

包雅丽（鄂尔多斯卫生学校）

鞠丽颖（鄂尔多斯卫生学校）

马翼寅（呼和浩特市卫生学校）

王林平（呼和浩特市卫生学校）

张九春（锡林郭勒职业学院）

科 学 出 版 社

北　京

内 容 简 介

本书是经过长期的教学摸索，结合当前中职卫校及学生的现状特点，确立相应的教学模式和人才培养模式的前提下，在课程改革思路指导下，将传统的无机化学、有机化学内容进行整改编写而成，在内容编写上，力求做到简明扼要，重点突出，强调理论应用于实践，本书包括无机化学、有机化学及实践三部分内容。本书简明精炼，通俗易懂，突出应用，具有针对性，实用性和现代性。

本书适用于中等卫生职业教育各专业使用。

图书在版编目（CIP）数据

医用化学 / 马翼寅主编. —北京：科学出版社，2016.8
内蒙古卫生职业院校课程改革规划教材
ISBN 978-7-03-048227-3

Ⅰ. 医… Ⅱ. 马… Ⅲ. 医用化学－高等职业教育－教材 Ⅳ. R313

中国版本图书馆CIP数据核字（2016）第095300号

策划编辑：张 茵 邱 波 / 责任编辑：高 磊 / 责任校对：蒋 萍
责任印制：赵 博 / 封面设计：铭轩堂

科 学 出 版 社 出版

北京东黄城根北街16号
邮政编码：100717
http://www.sciencep.com

大厂书文印刷有限公司 印刷
科学出版社发行 各地新华书店经销

*

2016年8月第 一 版 开本：787×1092 1/16
2016年8月第一次印刷 印张：10
字数：231 000

定价：25.00元
（如有印装质量问题，我社负责调换）

总 前 言

为贯彻《国家中长期教育改革和发展规划纲要（2010—2020）》《教育信息化十年发展规划（2010—2020）》精神，促进"适应需求、有效衔接、多元立交"的职业教育的体系建设，按照2014年教育部颁布的首批《中等职业学校护理专业教学标准（试行）》要求，内蒙古自治区教育厅于2015年初开始新一轮的课程改革工作。

在教育厅相关处室的指导下，在科学出版社的严密组织下，由全区医学职业院校专家学者、各类中等职业学校护理专业骨干教师、临床一线护理人员组成编写队伍，通过多次调研，在充分了解医学院校需求的基础上，对原有教材进行调整和改进，力求实用、新颖，更加贴近中等职业教育护理专业教学需求。

一、编 写 原 则

1. 按照专业教学标准安排课程结构

本套系列教材是为适应内蒙古自治区卫生职业院校学生就业、升学需求的教学目标编写的，严格按照专业教学标准的要求设计科目、安排课程。根据内蒙古自治区地方特点，在课程结构和教学时数上略作调整。全套系列教材分基础课、专业课、学习指导三类，共计36种。

2. 紧扣最新护考大纲调整内容

本套系列教材参考了"国家护士执业资格考试大纲"的相关标准，围绕考试内容调整学习范围，突出考点与难点，方便学生在校日常学习与护考接轨，适应护理职业岗位需求。

3. 特色鲜明，贴近自治区教学实际

（1）解决了内蒙古自治区职业教育护理专业在培养目标、课程体系建设、教学内容、技能训练、质量评价等方面与学生就业岗位，特别是中职学生接受高一级职业教育过程中存在的脱节、断层或重复的问题，有利于形成衔接贯通、分工协作、优势互补的现代职业教育格局。

（2）综合参考多所院校教学实际，在教学安排、课程设置、实训指导等方面，顺应教学改革需要，满足学校需求。

（3）内容设计方面，以案例分析、链接、考点模块为特色，确保实用、够用。

（4）符合内蒙古自治区高等职业院校中等职业学校毕业生对口升学教学用书的要求。

二、教 材 种 类

本套系列教材计划出版36种，详见封底。

本套系列教材的编写，邀请自治区二十余所中高职院校、十余家医院参与，参编人员涉及的学校多、部门广、学科种类繁，力求实现教材与教学接轨，满足内蒙古自治区教学的地方特色需求。

编 者

2016年6月

前　言

　　本教材是由科学出版社组织编写的内蒙古自治区改革规划教材，目的是为了进一步贯彻教育部相关文件精神，更好地适应医护执业资格考试大纲的要求，为全国卫生类职业学校教学改革和发展服务。供初中起点的护理、助产、口腔工艺技术、中医、医学影像技术等医学类专业使用。

　　教材编写是以中等职业技术学校公共课教学大纲《教职成（2009）3号文件》为指导，以卫生职业教育教学委员会2007年5月修订的《全国中等卫生职业教育教学计划和教学大纲》为依据，充分体现职业教育特色，坚持以学生为中心，以知识应用为重点，注意理论与实践的有机结合，加强知识拓展，结合中等卫生职业学校学生的认知特点、心理特征和技能形成的规律，改变以往重理论讲系统求完整的教材行体，降低难度和深度，突破体系束缚，力求应用与拓展，紧密结合医学临床，增大实验实训的权重，做到与中职教育模式接轨。

　　教材在每节的编写中分为四个模块结构，包括知识要点、知识应用、知识链接和知识归纳，旨在便于学生学习掌握，师生互动，了解发展动态，拓宽知识应用体系，培养学生会学习、有兴趣、能思考、学得懂、用得上，充分体现出中职教育的特色。

　　教材按72学时编写，考虑到各校各专业时数和教学内容的差异，将某些知识内容作为选学内容（※号内容为选学内容）编排，供教师在使用该教材时参考。教材内容包括无机化学、有机化学、实践、附录和教学大纲五部分，其中无机化学部分4章，有机化学部分6章，实践部分11个实验项目，每章后都附有适量习题供学生复习和参考，还编排了相关的实践实训思考题及技能考核等内容。

　　教材以主编负责、分工编写、集体审定的原则进行，编写过程中得到了各参编者所在院校的大力支持，在此表示衷心感谢，对本书所引用的参考文献资料的原作者深表谢意！

　　教材中有不当之处，敬请专家、同行及使用本教材的师生们提出意见和建议，以便进一步修订完善。

马翼寅

2016年5月

目　录

绪　　论

【知识要点】
化学研究的对象
化学与医学的关系

一、化学研究的对象

化学研究的对象是各种各样的物质，自然界是由客观存在的物质所构成。无论宏观领域的如空气、水、食物、药物还是微观领域的如电子、中子、光子等基本微粒，当属于要了解和研究的物质对象。化学是一门研究物质的性质、组成、结构、变化及其应用的自然科学。

化学是一门历史悠久而又充满活力的学科，其研究范围非常广泛。为了便于研究、认识和掌握物质，现代化学已分成若干门分支学科，其中最基础、最重要的是"无机化学"和"有机化学"两个领域，这种划分是从18世纪后半叶开始的。研究碳氢化合物及其衍生物的化学科学，称为有机化学；研究除有机化合物以外的其他元素及其化合物的化学科学，称为无机化学。此外还有研究反应机制、反应中的能量变化和反应速率理论及物质结构的物理化学，研究物质的成分和含量的分析化学，研究有机生命过程的生物化学等。

二、化学的历史发展

化学是怎样查清楚物质结构的呢？现代化学发展于18世纪末。这里，我们简单回顾一下200年来化学家们为查明物质的结构所走过的道路。

在古希腊时代，人们并不知道周围的物质由什么组成的，只能进行各种猜测。从18世纪末开始，人类才对"各种物质是由什么组成的"问题进行了科学探索。

进入19世纪，发明了可以把物质分解为组成它们的各种元素的装置，许多化学家才开始了通过分解周围的物质来了解它们的组成。有机化学家对大量的有机物逐个进行检查，互相通报所得到的结果，经过大量的工作，到19世纪60年代，他们终于查明了各种元素的"重量"（原子量），并把它们按照由轻到重的顺序排列起来，在1871年得到了元素周期表。

在最早排列的周期表中留有许多空缺位置。后来，通过无机化学家的工作，陆续发现了相应的未知元素，才逐渐添补上周期表上的那些空缺，并由此发现了元素所遵循的那些规律。多亏无机化学家不懈努力，进入20世纪以后，我们才有了——比如说——今天已经十分普及和利用硅的半导体和包括锂离子电池在内的各种电池。

同时也要感谢有机化学家的工作，人类才能够在进入20世纪以后开发出人工合成新药的技术以及利用石油生产橡胶和塑料等工业。与此同时，对石油制品加以循环利用的技术也得到了普及。进入21世纪，有机化学的应用领域甚至扩大到精密器件领域，导致有机场致发光显示器一类有机器件的发明。

三、化学与医学的关系

从古代的中医写到现在的西医，以至中西结合，当然医学的发展特别是现代医学的发展离不开化学的发展。随着化学分析、合成的发展医学得到了长足的进步。早在 16 世纪，欧洲化学家就提出化学要为医治疾病制造药物，1800 年，英国化学家 Dany H 发现了一氧化氮的麻醉作用，后来乙醚的更加有效的麻醉作用被发现，使无痛外科手术和牙科手术成为可能，没有这些麻醉剂，现代外科手术是不可能实现的。

现代化学和现代医学的互利关系更加明显。研究生命活动和生理的生物化学就是从无机化学、有机化学和生理学发展起来的。它利用化学的原理和方法，研究人体各组织的组成，亚细胞结构和功能，物质代谢和能量变化等生命活动。

形形色色的药物，我们知道是有机化学的产物；精密的医疗器械，离不开有机高分子材料；医院的消毒，需要化学家发明的消毒剂；神奇的化验仪器，也与化学实验密切相关；此外，每当说起医生和化学家，我们也总会联想到那白色大褂……作为普通民众，我们也可以初步地体会到医学与化学之间的千丝万缕了。从专业的角度来看，医学研究的是人体，人体内每时每刻都在发生各种化学反应。那么何为生病呢？当人体内某一化学平衡被破坏时，人就会展现出病态，医学的目的，就是使人体反应趋于平衡状态。而化学本身，很大一部分都在研究反应的平衡。至于它们的实验研究方法，也是有许多共通之处的。又因为他们都类属于科学，对实验的精密度也都有着相当高的要求。

美国化学家 Breslow R 曾经说过："考虑到化学在了解生命中的重要性和药物化学对健康的重要性，医务人员必须学好化学……"而作为一名医学生，化学学科对今后的专业课程学习同样起到了必不可少的作用，可以说，化学与医学有着密不可分的联系。

 知识应用

青 蒿 素

治疗疟疾的特效药，是由中国科学家团结协作开发出来的，并在此基础上开发出蒿甲醚，青蒿琥酯等一大类抗疟疾特效药。我国女药学家屠呦呦由此于 2015 年获得本年度"诺贝尔生理学或医学奖"。青蒿素也因此让更多普通民众所熟悉。

四、化学的学习方法

关于如何学好化学的介绍和经验方法各有所谈，版本繁多。就本教材和中等医学类学生的具体情况，笔者认为从以下方面展开学习更为实际和可行。

1. 了解本教材特点，明确应熟悉和掌握的目标知识点，学以致用。本教材包括无机化学、有机化学和化学实践三部分。其中无机化学选编了一些与医学知识相关紧密的内容，涉及基本概念，基本原理，部分元素及其化合物的性质和应用，溶液体系的知识及应用，有关化学的基本计算；有机化学的重点是有机化合物的概念，结构，官能团，重要化合物的命名、性质和应用等；化学实践是化学课程的重要组成部分。本教材加大了化学实践这部分内容，力求让学生从中增强动手能力，获取更多实践实训能力的培养，有机会得到职业教育培养的良好教学过程，逐步提高分析解决问题的能力，为今后专业技术工作奠定基础。

2. 目前中等医学各类专业的学生，大都是初中毕业生，接触化学学科时间短、内容少，应属刚刚入门的教育现状。因此过去重理论重体系的知识教育模式已经不大适应当前。本教材是结合学生实际情况，力求重实用、增实训、强拓展、求思维，重点突出所学知识的应用所在。过去我们的学生一本书学完不知如何应用，这就是教学的败笔所在。所以，学习本教材的学生切切牢记一点：学有何用，如何用。

3．本教材编写中每一节都有知识要点、知识应用和知识链接三部分内容。学生由此可展开学习讨论并拓展之，每一节课中把这三部分搞清楚了，在教师指导下，结合实践训练，必会有不少的收获。

4．本教材实践与理论内容之比为1∶2.6，是同类教材中实践内容所占比例较大的。其目的就是让学生在实践中学会知识的应用，大幅度提高中职医学院校学生的职业素质实训能力的培养，以求达到预想的效果。因此，希望各位同学能够积极主动地投入到化学实践教学活动中去，从中得到强有力的锻炼培养，并享受实践中的趣味快乐。

5．常规学习特点与方法，化学和其他课程类同，这里不再重复，提醒同学们的是，在学习医用化学过程中，尽可能地做到：充分讨论、设题求问、拓展知识、联系医学、强化实训、形成气氛、坚持不懈、学以致用。

♥ **知识链接**

新药开发与有机化学

人类最迟在3500年前就已经知道采用各种草药治疗疾病。到19世纪末，人类已经在有意识地种植各种药用植物。然而，如果能够用人工方法来合成药物中的有效成分的话，那么比起种植来，显然能够更快和更方便地获取所需要的药物。进入20世纪以后，随着有机化学的发展，化学家掌握了许多天然有机化合物的结构，为在实验室里人工合成这些有机化合物提供了可能。

关于人工合成药物的早期著名例子，一个是镇痛药阿司匹林，另一个是治疗一种热带传染病疟疾的特效药奎宁。最近的具有代表性的例子则可以举出抗流感的新药"泰米弗氯（达菲）"。达菲是从一种叫作八角的香料中提取出分子，再将它们重组为新的分子而得到的。事实上，有机化学在20世纪的发展已经可以使人类用人工合成的方法来得到自然界存在的各种有机物，或者将这些天然有机物的分子进行重组而得到疗效更好的药物。

20世纪的药学家，就是这样通过研究生物所产生的药物的分子结构，然后加以改进或者在实验室进行合成制造而发展起来的。

近年来又出现一种很有希望的研制新药的方法，那就是，先在计算机上分析已有的那些药品的资料，尝试着设计出对于某种疾病有较好疗效的新的化合物分子，然后再从数百万种这些候补分子中筛选出最有希望的结构，进行实际合成试验，制出新药。

（马翼寅）

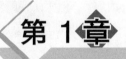

物质结构和元素周期律

人类的繁衍生息离不开物质，而世间万物形态各异，性质各异；如何才能物尽其用呢？自1803 年，道尔顿提出原子学说以来，人们逐渐认识到物质的性质主要受构成物质的微粒种类及其内部结构决定。原子是化学变化中最小的粒子，因此，只有了解原子结构才能更系统的学习和掌握元素周期律及物质的性质。

第一节　原子结构和同位素

【知识要点】

原子结构

同位素及其应用

一、原　子　结　构

（一）原子的构成

科学家们通过大量的实验发现，原子在化学变化中不可再分，但在物理状态下是可以再分的。构成原子的微粒相关信息见表 1-1。

表 1-1　构成原子的微粒及其性质

构成原子的微粒		电性及电量	质量 /kg	相对质量
原子核	质子	1 个质子带 1 个单位正电荷	1.673×10^{-27}	1.007
	中子	不带电	1.675×10^{-27}	1.008
核外电子		1 个电子带 1 个单位负电荷	9.109×10^{-31}	1/1836[①]

① 指电子质量与质子质量之比

原子本身呈电中性，而质子数决定核电荷数。当按照核电荷数由小到大的顺序给元素编号，所得序号称为原子序数。即得下列关系式：

原子序数＝核电荷数＝核内质子数＝核外电子数

（二）质量数

观察表 1-1 数据可知：电子的质量非常小，原子的质量主要集中在原子核上。将原子核内所有质子和中子的相对质量相加所得数值称为原子的质量数，用符号 A 表示。

若用 $_{Z}^{A}X$ 代表一个质量数为 A，核电荷数为 Z 的原子，中子数用 N 表示，则：

质量数（A）＝质子数（Z）＋中子数（N）

知识应用

在金刚石表面上排列氢原子和氙原子，其存储的信息是市售 DVD 光盘信息量的 1 000 万倍。图 1-1 为扫描隧道电子显微镜下在固体表面操纵原子写出"原子"。

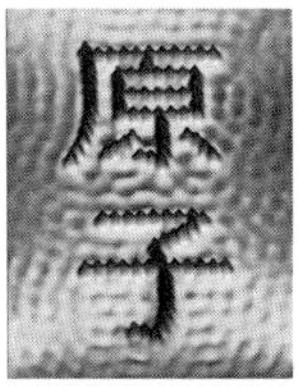

二、同位素及其应用

（一）概念

通常将具有相同核电荷数的一类原子统称为元素。同一种元素的原子中，质子数一定相同。例如：碳元素有三种原子，分别是 $^{12}_{6}C$、$^{13}_{6}C$、$^{14}_{6}C$，它们的原子核内都有 6 个质子，但中子数、质量数却不同。像这种质子数相同，而中子数不同的同一元素的不同原子互称为同位素。

图 1-1 原子

自然界中许多元素都有同位素。如：氢元素有 $^{1}_{1}H$（氕）、$^{2}_{1}H$（氘）、$^{3}_{1}H$（氚）3 种同位素；铀有 $^{234}_{92}U$、$^{235}_{92}U$、$^{238}_{92}U$ 等。

（二）分类及应用

同位素有的是天然存在的，有的是人工制造的。还有一些同位素能够自发的、不断地放出不可见的 α、β 或 γ 射线，这种性质称为放射性。稳定同位素不具有放射性。

同位素不论是在农业、考古还是医学界都有广泛用途。如：采用辐射方法培育出优良的农作物品种，提高产量；通过测定 C 的含量推算文物或化石的"年龄"；I 用于诊断甲状腺功能的状态；Co 放出的射线对癌细胞有杀伤作用；U 用于制造原子弹和核反应堆燃料等。

知识链接

放 疗 法

放疗法主要运用放射性元素放出的 α、β 或 γ 射线和各类其他射线抑制或杀灭病菌细胞来达到治疗效果的一种治疗方法。目前放疗法已是临床上十分重要的治疗手段。如：利用 Sr 治疗牛皮癣、毛细血管瘤等皮肤病。不同病症，不同部位，选择的放射性同位素及剂量都会有所不同。注意，人体若处于长时间或大剂量放射性的照射下，也可能致病。如：白细胞减少、免疫功能下降、脱发，甚至诱发白血病、肿瘤等。

【知识归纳】

知识点	知识内容
原子结构	原子序数＝核电荷数＝核内质子数＝核外电子数
	质量数（A）＝质子数（Z）＋中子数（N）
同位素	质子数相同，而中子数不同的同一元素的不同原子互称为同位素

第二节　原子核外电子运动状态和分布

【知识要点】

原子核外电子的排布规律及表示方法

原子的质量几乎都集中在原子核上，且原子核在原子内所占体积非常小，使得核外电子有巨大（相对于原子核）的运动空间。因此，学习核外电子的运动状态及分布规律，对了解和掌握元素原子的性质至关重要。

一、原子核外电子的运动状态

（一）电子的运动特征

电子的质量与体积都非常小，带负电荷，它在原子核外的空间（原子内）做高速、无规则运动。即，不能预测电子在某一时刻的运动速度和轨迹。人们常用一种能够表示电子在某段时间内在核外空间各处出现概率的模型来描述电子的运动。如：电子云（图1-2）。

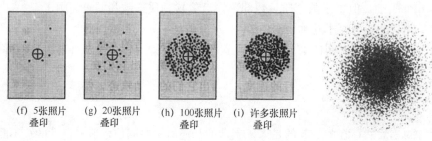

(f) 5张照片　　(g) 20张照片　　(h) 100张照片　　(i) 许多张照片
　　 叠印　　　　　 叠印　　　　　 叠印　　　　　　 叠印

图1-2　氢原子电子云示意图

（二）核外电子的排布

多电子原子中，每个电子所携带的能量并不完全相同。当电子离原子核近时，所携带的能

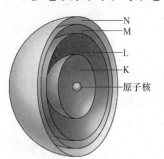

量低；离核越远，电子携带的能量越高。若依据电子携带能量的高低分割电子的运动区域，能量最低的电子运动区域称为第1层。用n表示层序数，则由内向外，n＝1、2、3、4、5、6、7或K、L、M、N、O、P、Q来表示能量由低到高的电子层（图1-3）。

二、原子核外电子的排布规律

从表1-2中不难看出，原子核外电子的排布存在一定的规律。

1. 通常情况下，原子核外电子总是尽先占据能量较低的电子层，然后有里向外，依次排布在能量较高的电子层上。

图1-3　电子层模型

2. 不同的电子层所能容纳的最多电子数为$2n^2$。例：n＝1时，K层最多能容纳2个电子；n＝2时，L层最多能容纳8个电子。

3. 最外电子层所容纳的电子数不能超过8个（K层≤2个）；次外层电子数不得超过18个；倒数第3层电子数不得超过32个。

表1-2　第1～20号元素原子的核外电子排布

元素名称	元素符号	原子序数	各电子层上的电子数			
			K	L	M	N
氢	H	1	1			
氦	He	2	2			
锂	Li	3	2	1		
铍	Be	4	2	2		
硼	B	5	2	3		

续表

元素名称	元素符号	原子序数	各电子层上的电子数			
			K	L	M	N
碳	C	6	2	4		
氮	N	7	2	5		
氧	O	8	2	6		
氟	F	9	2	7		
氖	Ne	10	2	8		
钠	Na	11	2	8	1	
镁	Mg	12	2	8	2	
铝	Al	13	2	8	3	
硅	Si	14	2	8	4	
磷	P	15	2	8	5	
硫	S	16	2	8	6	
氯	Cl	17	2	8	7	
氩	Ar	18	2	8	8	
钾	K	19	2	8	8	1
钙	Ca	20	2	8	8	2

三、原子核外电子排布的表示方法

原子结构示意图和电子式是常用的两种简单的表示法。

（一）原子结构示意图

圆圈表示原子核，圈内的＋X表示核电荷数及电性，弧线表示电子层，弧线上的数字表示在该层上运动的电子数。图1-4给出了4种元素原子的结构示意图。

O (+8) 2 6   C (+6) 2 4   Na (+11) 2 8 1   Cl (+17) 2 8 7

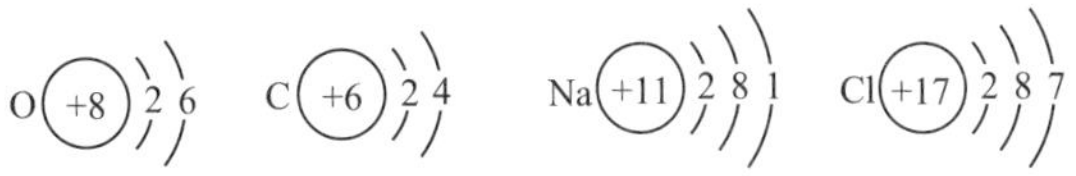

图 1-4　几种元素原子的结构示意图

（二）电子式

用"·"或"×"在元素符号四周表示该元素原子最外层电子数目的式子称为电子式。例如：

·N̈·　:N̈e:　×Na　×A̍l×　·S̈i·　:C̈l:

知识应用

化学家的神奇眼睛——光谱分析

光谱一词最早由物理学家牛顿提出。1859年，德国科学家本生和基尔霍夫（图1-5）发明了光谱仪，摄取了当时已知元素的光谱。1913年，丹麦科学家玻尔第一次认识到氢原子光谱是氢原子的电子跃进产生的。光谱分析原理简述：处于能量较低电子层的电子吸收能量后跃迁到能量较高的电子层；这时，该电子处于相对不稳定状态，经过8~10秒后，将吸收的能量以光的形式放出并回到原来较低能量的电子层；此过程中，光谱仪会显示出增加或减少的特征光谱线，从而判定元素种类。生活中，我们看到的许多可见光，如灯光、霓虹灯光、激光等都与核外电子发生跃迁释放能量有关。光谱分析法不但在化学界、物理学界有重要地位，而且是天文学界开展科学研究的重要手段之一（图1-6）。

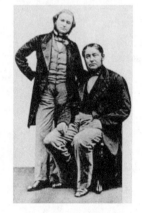

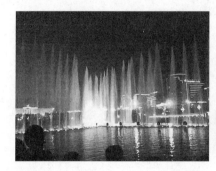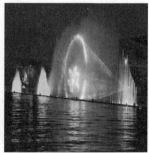

图1-5　本生（右）与基尔霍夫　　　　　　　　　图1-6　夜空中的激光

四、原子结构与元素性质的关系

稀有气体性质比较稳定，一般不参与化学反应，其最外层电子数除了氦为2个，其余均为8个。其他元素原子的化学性质比较活泼，最外层均少于8个电子。由此可知，元素的性质由原子结构决定，最外层电子的数目尤为关键。当原子最外层电子数少于8个时，在化学反应中会表现出得到或失去电子的能力，使其最外层达到8个（或2个）电子的稳定结构的倾向。

通常把原子失去电子而成为阳离子的性质称为元素的金属性。元素原子越容易失去电子，金属性就越强。原子得到电子而成为阴离子的性质称为元素的非金属性。元素的原子越容易得到电子，其非金属性就越强。

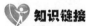 知识链接

化学元素符号的首倡者——贝采里乌斯

贝采里乌斯是瑞典化学家、伯爵，现代化学元素符号的建立者，他接受并发展了道尔顿的原子论，测定出40多种元素的相对原子质量，他是硅、硒、钍、铈元素的发现者。

贝采里乌斯的化学成就不计其数，他创造了用拉丁文表示元素符号；在分析化学方面，不仅发明定性滤纸，而且极大地推动了有机分析的发展；发现了很多元素，如1823年用钾还原法发现硅、锆，还制得过铈的氧化物及钍；1818年，用吹管分析法发现了硒；1824年发现了同分异构现象；1835年第一个提出"催化剂"的概念。贝采里乌斯还是一位伟大的化学教育家，他十分重视化学人才的培养，曾编著化学教科书共三卷，1816年出版不久，即被译成法文和德文。

【知识归纳】

知识点	知识内容
核外电子的排布	用n表示层序数，则由内向外，n＝1、2、3、4、5、6、7或K、L、M、N、O、P、Q来表示能量由低到高的电子层

续表

知识点	知识内容
核外电子的排布规律	每层容纳电子数≤2n²；最外层电子数≤8 个；次外层电子数≤18 个
核外电子排布的表示方法	原子结构示意图；电子式

第三节　元素周期律和元素周期表

【知识要点】

元素周期律

元素周期表

1869 年 3 月，门捷列夫在他题为《元素性质与原子量的关系》论文中首次提出了元素周期律，发表了第一张元素周期表。由此，人们逐渐认识到，不同的元素原子之间从核外电子的排列到性质，到化合物都存在着一定的变化规律。而了解和掌握这规律对于更好的学习化学有很大帮助。

一、元素周期律

元素的性质随着核电荷数的递增而呈现周期性变化的规律称为元素周期律（表 1-3）。

表 1-3　第 3～18 号元素的相关性质信息

原子序数	元素名称/符号	最外层电子数	化合价（最高/最低）	原子半径（nm）[①]
3	锂、Li	1	+1	0.152
4	铍、Be	2	+2	0.089
5	硼、B	3	+3	0.082
6	碳、C	4	+4、−4	0.077
7	氮、N	5	+5、−3	0.075
8	氧、O	6	−2	0.074
9	氟、F	7	−1	0.071
10	氖、Ne	8	0	0.160
11	钠、Na	1	+1	0.186
12	镁、Mg	2	+2	0.160
13	铝、Al	3	+3	0.143
14	硅、Si	4	+4、−4	0.117
15	磷、P	5	+5、−3	0.110
16	硫、S	6	+6、−2	0.102
17	氯、Cl	7	+7、−1	0.099
18	氩、Ar	8	0	0.192

① 原子半径的数据来源于人民教育出版社出版的普通高中课程标准实验教科书《化学》必修 2。

稀有气体元素的原子半径测定与相邻非金属元素的测定依据不同，因此没有列出。

从表1-3中列出的信息可得以下规律：

1. **最外层电子数呈周期性变化** 随着原子序数的递增，原子最外层电子数由1~8呈现周期性变化。

2. **化合价呈周期性变化** 随着原子序数的递增，元素的最高正价由+1到+7（氧、氟除外）逐渐升高；非金属元素的最低负价由-4到-1逐渐升高；且非金属元素最高正价与最低负价的绝对值之和为8；稀有气体化合价为0。

3. **原子半径及元素性质呈周期性变化** 从锂到氟、钠到氯，原子半径逐渐减小，非金属性逐渐增强，金属性逐渐减弱。随原子序数的递增，原子半径及元素性质呈周期性变化。

知识链接

稀有气体的发现

1890年，美国地质调查所的地球化学家西尔布兰德观察到，当把沥青铀矿粉放到硫酸中加热时，就会放出一种气体，经试验这种气体是惰性的。1895年，拉姆塞读到报告后立即重复了这项实验。原以为会看到氩的谱线，却意外地发现一条黄线和几条微弱的其他颜色的亮线。他将光谱标本寄给权威的光谱专家克鲁克斯，经证实这是氦。1898年，拉姆塞与人合作又在液态空气中发现了三种新元素，第一种命名为氖，希腊文意为"隐藏"；第二种命名为氖，希腊文意为"新"（霓虹灯的重要材料）；第三种命名为氙，希腊文意为"陌生"。1923年，氡的名称被确定，希腊文意为"源自镭"。

1904年，诺贝尔化学奖授予拉姆塞。可见发现惰性气体元素的重大意义。

拉姆塞的名言是："多看、多学、多试验，如取得成果，绝不炫耀。学习和研究中要顽强努力，一个人如果害怕费时、怕费事，则将一事无成。"

二、元素周期表

将目前已知的112种元素原子，按照原子序数递增的顺序从左到右排列，再把其中最外层电子数相同、性质相似的元素按电子层数递增的顺序排成纵列，这样制得的表称为元素周期表。我们可依据元素在元素周期表中的位置推测其原子的结构和性质，也可遵循元素周期律推测位置相近元素的性质或用途。

（一）元素周期表的结构

1. **周期** 把具有相同电子层数的元素，按照原子序数递增的顺序排列成一个横行，既得一个周期。元素周期表中共有7个横行，为七个周期。周期序数等于该周期元素原子的电子层数。依据每个周期所含元素种类的多少，分为短周期（第一、二、三周期），长周期（第四、五、六周期）和不完全周期（第七周期）。

2. **族** 元素周期表有18列，第8、9、10列合称为一族，其余15列，每列为一族，共有16族。族序数用阿拉伯数字"0"与罗马数字"Ⅰ、Ⅱ、Ⅲ、Ⅳ、Ⅴ、Ⅵ、Ⅶ、Ⅷ"等来表示。由短周期和长周期元素共同构成的族为主族，族序数后面标"A"；共有7个主族。"第ⅠA族"读作"第一主族"。只由长周期元素构成的族为副族，族序数后面标"B"；共有7个副族。如：ⅠB、…ⅦB。第8、9、10列合称为第Ⅷ族。稀有气体由于性质不活泼，化合价可看成0价，故称为0族。

（二）元素周期表的意义

元素周期表及元素周期律解释了宏观物质性质的递变性规律与构成物质的微观粒子结构的

递变规律存在必然的联系，从而为科学家们提供了探索新元素、新物质的理论依据。不仅如此，我们可以从元素周期表中金属与非金属元素分界处找到良好的半导体材料，如硅、锗等；还可以从相邻位置元素中研发比常用的 N、P 化肥更高效、低污染的农药；在过渡金属元素中寻找良好的催化剂，耐高温、耐腐蚀的合金材料等用于化工、医学和国防等领域。因此，元素周期表对化学知识的学习和研究是十分重要的工具。

 知识应用

人 造 元 素

早在 1815 年，有个名叫普鲁特的人就曾预言，氢是所有元素之母。不过，它的预言没有任何根据，2 个世纪以来一直遭人嘲笑。如今，许多科学家都认为宇宙的形成是源于一次爆炸，在爆炸过程中就可能形成新的元素。人造元素原理与宇宙大爆炸原理类似，用某种元素的原子核作为"炮弹"轰击另一种元素的原子核，当轰击能量足以"击穿"原子核的"坚壳"并熔合成新核时，质子数改变，产生新元素。质子数的改变严格地遵从加法规则，如：用硼（$_5$B）轰击锎（$_{98}$Cf）得到 103 号元素铹（Lr，1961 年）。元素周期表成了核物理学家手中的一张十分特殊的加法表。不过，实现核反应远非做加法那样轻而易举，要有昂贵的特殊实验装置（如回旋加速器）和高超的实验技术。设想与实际之间的差别如此之大，正是事物的两面性所在，也正是科学引人入胜之处。

【知识归纳】

知识点	知识内容
元素周期律	元素的性质随着核电荷数的递增而呈现周期性变化的规律
元素周期表	周期：元素周期表共 7 个周期，1、2、3 周期为短周期，4、5、6 周期为长周期，第 7 周期称为不完全周期。族：元素周期表中共有 16 个族，7 个主族（用Ⅰ A、Ⅱ A……表示），7 个副族（用Ⅰ B、Ⅱ B……表示），1 个第Ⅷ族，1 个 0 族

第四节 化 学 键

【知识要点】

化学键及分类

分子间作用力

到目前为止，已经发现的元素有一百多种。然而，这一百多种元素的原子是如何构成的自然界以"千万"计数的物质？

一、化学键分类

早在 19 世纪中叶，化学家就已经把分子中原子之间的相互作用形象地称作化学键。20 世纪初，在原子结构理论的基础上，建立了化学键的电子理论。如今，化学键是指分子或晶体内相邻原子间强烈的相互作用力的统称。化学键可依据原子间作用方式的不同分为离子键、共价键和金属键（由于其成键原理特殊，这里不做介绍）三类。

（一）离子键

【实验 1-1】取一块儿绿豆大小的金属钠，用滤纸吸干表面煤油放在燃烧匙中，在酒精灯上微热后伸入盛满氯气的集气瓶中并用玻璃片盖好瓶口，观察现象。

可以看到，金属钠剧烈燃烧，形成黄色火焰，放出白烟，产物为氯化钠晶体。那么，该反应中钠原子与氯原子是如何结合生成氯化钠的呢？

1. 离子键的形成　钠是非常活泼的金属元素，其原子最外层有 1 个电子，化学反应中容易失去 1 个电子而变成最外层有 8 个电子稳定结构的钠离子（Na^+）。氯是很活泼的非金属元素，其原子最外层有 7 个电子，化学反应中容易得到 1 个电子而变成最外层有 8 个电子稳定结构的氯离子（Cl^-）。带相反电荷的钠离子与氯离子通过静电作用结合形成新物质——氯化钠。这种阴、阳离子间通过静电作用形成的化学键称为离子键。

活泼金属元素（如：K、Na、Ca）与活泼非金属元素（如：F、Cl、O）之间结合时都形成离子键。

2. 离子化合物　凡是含有离子键的化合物均属于离子化合物。如：$NaCl$、$CaCl_2$、Na_2O、Na_2O_2、$MgBr_2$ 等。离子化合物的熔、沸点较高；如：$NaCl$ 的熔点为 801℃、沸点为 1465℃。

（二）共价键

1. 共价键的形成　以氯化氢气体的形成为例：氯是很活泼的非金属元素，其原子最外层有 7 个电子，化学反应中容易得到 1 个电子而变成最外层有 8 个电子稳定结构的氯离子（Cl^-）。而氢原子只有一层电子且只有 1 个电子，化学反应中不可能完全失去（或得到）1 个电子变成稳定结构。若氯原子与氢原子各拿出 1 个电子来共用这对电子，就都能满足最外层 8 个（或 2 个）电子的稳定结构了。这种相邻原子间通过共用电子对形成的化学键称为共价键。

非金属元素原子之间结合时易形成共价键。原子间每共用一对电子可用一条"—"来表示，这种分子式表示方法称为结构式。如：$H—Cl$、$O=C=O$。

2. 共价化合物　只含共价键的化合物属于共价化合物。如：HCl、CO_2、H_2O、NH_3 等。大部分共价化合物的熔、沸点都较低。如：HCl 的熔点为 -114.2℃，沸点为 -85℃。

3. 共价键的类型　在 O_2、H_2 这样的单质分子中，共价键是由同种原子形成的，因此，共用电子对不偏向任何一个原子，成键的原子不显电性，这种共价键称为非极性共价键，简称非极性键。在 HCl、CO_2、H_2O 这样的分子中，形成共价键的原子对共用电子对的吸引能力不同，吸引电子能力强的原子一方显负电性，弱的一方显正电性，这种共价键称为极性共价键，简称极性键。

化学变化从表面看，是各种原子在一定条件下重新组合成新的粒子。若从化学键的角度去分析化学变化，则是首先断开旧的化学键，再形成新的化学键的过程。

二、分子的极性

对共价化合物来说，受分子空间结构及成键原子类型等因素的影响，分子内部电荷分布情况也不相同。

（一）非极性分子

非极性分子是指分子内正、负电荷重心重合的分子。由同种元素原子构成的双原子分子，形成非极性键，属于非极性分子。由不同种元素原子构成的多原子分子，若分子的空间结构对称，分子内正、负电荷重心重合，即使含有极性键，键的极性也可以完全抵销，也属于非极性分子（图 1-7）。

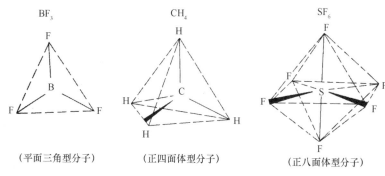

（平面三角型分子）　　（正四面体型分子）　　（正八面体型分子）

图 1-7　含极性键的非极性分子

（二）极性分子

极性分子是指分子内正、负电荷重心不重合的分子。由不同种元素原子构成的双原子分子，如：HCl、CO。多原子分子空间结构不对称，分子内正、负电荷重心不重合，键的极性不能完全抵销的分子；如：H_2O、NH_3 等。

三、分子间作用力和氢键

由于分子内相邻原子间存在相互作用力——化学键，使得原子可以构成不同分子。而无数个微观的分子或原子聚集后形成宏观的物质。那么，是什么促使相同种类的分子或原子聚集成物质？

（一）分子间作用力

存在于分子与分子之间或惰性气体原子之间的作用力，又称范德华力；普遍存在于物质体系中。这种作用力虽不及化学键那样强烈，但在一定条件下，可转换物质的状态（气、液、固三态），即主要影响物质的熔、沸点。一般来说，对于组成和结构相似的物质，相对分子质量越大，分子间作用力越大，相应熔、沸点就越高。如：卤素单质的熔、沸点随相对分子质量的增大而升高。

（二）氢键

有些氢化物的熔点和沸点的递变却不符合相对质量越大，熔、沸点越高的规律（图 1-8）。出现这种反常现象是因为它们的分子之间存在着一种比分子间作用力稍强的相互作用，该作用称为氢键。分子间存在的氢键主要影响物质的物理性质，如：熔点和沸点，溶解度等。

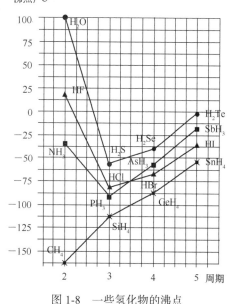

图 1-8　一些氢化物的沸点

知识链接

氢　　键

文中给出的定义是传统鲍林定义，2011 年 IUPAC 给出了重新定义。

　　氢键就是键合于一个分子或分子碎片 X—H 上的氢原子与另外一个原子或原子团之间形成的吸引力，有分子间氢键和分子内氢键之分，其 X 的电负性比氢原子强。可表示为 X—H……Y—Z。"……"是氢键。X—H 是氢键供体，Y 是氢键受体，Y 可以是分子、离子以及分子片段。受体 Y 必须是富电子的，可以是含孤对电子的 Y 原子也可以是含 π 键的 Y 分子，X，Y 相同原子时形成对称氢键［定义来源：Definition of the hydrogen bond．Arunan，E.，et al.：Definition of the hydrogen bond（IUPAC Recommendations 2011）. Pure and Applied Chemistry?0?283，1637–1641（2011）CrossRef．2011（引用日期 2016-1-29）］

 知识应用

配位键、配位化合物

　　有一种特殊的共价键，其共用电子对是由成键的某一个原子单独提供，而和另一个原子共用，这种特殊的共价键称为配位键。而配位化合物（简称配合物）中一定含有配位键。医学研究表明，人体必需微量元素有 Mo、Mn、Co、I、V、Cr、F、Se、Ni、Sn、Cu、Mg 等，主要以配合物的形式存在于人体内，它们都有特殊的生理功能，对人体的各种生命活动起着极为重要的作用。如：血红素中有铁的配合物；甲状腺肿有碘的配合物；肌肉中有锌的配合物等。

【知识归纳】

知识点	知识内容
化学键	化学键是指分子或晶体内相邻原子间强烈的相互作用力的统称
	阴、阳离子间通过静电作用形成的化学键称为离子键
	相邻原子间通过共用电子对形成的化学键称为共价键
分子的极性	依据分子内正、负电荷的重心是否重合，键的极性能否抵销分为极性分子和非极性分子
分子间作用力和氢键	主要影响物质的物理性质；如熔、沸点，溶解度等

 目 标 检 测

一、名词解释

1. 元素　　　　2. 同位素
3. 元素周期律　　4. 化学键

二、填空题

1. 某原子 $^{36}_{17}X$，其质子数为_____，核电荷数为_____，中子数为_____，质量数为_____，其原子结构示意图可表示为_____，电子式为_____。

2. 已知某元素的原子核外有 3 层电子，最外层 1 个电子，它位于第_____周期，第_____族，原子序数为_____，若该原子有 12 个中子，其质量数是_____。

3. 元素周期表内横行叫周期，表内有_____个周期，第 1、2、3 周期称为_____周期，第 4、5、6 周期称为_____周期，第 7 周期称为_____周期。周期表中共_____个族，其中有_____个主族，_____个副族，还有一个_____族和一个_____族。

4. 根据分子中相邻原子之间的相互作用力的不同，可将化学键分为_____、_____、_____三种类型。阴、阳离子间通过_____形成离子键；分子内原子间通过_____形成共价键。

5. 在 N_2、Cl_2、CO_2、H_2O、CaO、HCl、KCl 中，_____是离子化合物，_____是共价化合物，_____是极性分子，_____是非极性分子，_____是由极性键形成的非极性分子。

三、选择题

1. 某元素处在元素周期表的第三周期，该元素原子的电子层数为（　　）

　A. 1　　　　　　　　B. 2

C. 3 　　　　D. 4

2. 某元素在元素周期表中处于第ⅥA族，则该元素最高正价可能是（　　）

　　A. +1 　　　　B. +4

　　C. +6 　　　　D. +7

3. 下列各组物质中化学键不同的是（　　）

　　A. CaO 与 NaCl 　　B. NaOH 与 HCl

　　C. H_2O 与 CO_2 　　D. O_2 与 Cl_2

4. 下列互为同位素的一组是（　　）

　　A. $^{40}_{19}K$ 和 $^{40}_{20}Ca$ 　　B. $^{16}_{8}O$ 和 $^{18}_{8}O$

　　C. $^{23}_{11}Na$ 和 $^{23}_{11}Na^+$ 　　D. $^{56}_{26}Fe^{2+}$ 和 $^{56}_{26}Fe^{3+}$

5. 某原子核外有 3 个电子层，最外层有 4 个电子，该原子的质子数为（　　）

　　A. 14 　　　　B. 15

　　C. 16 　　　　D. 17

6. 某元素二价阴离子的核外有 18 个电子，质量数为 32，则中子数为（　　）

　　A. 12 　　　　B. 14

　　C. 16 　　　　D. 18

7. 下列有关 $^{42}_{20}Ca$ 叙述中，错误的是（　　）

　　A. 质子数为 20 　　B. 中子数为 20

　　C. 电子数为 20 　　D. 质量数为 42

8. 元素化学性质发生周期性变化的根本原因是（　　）

　　A. 元素核外电子的排布呈周期性变化

　　B. 元素相对原子质量呈周期性变化

　　C. 元素原子半径呈周期性变化

　　D. 元素的化合价呈周期性变化

9. 下列叙述正确的是（　　）

　　A. 共价化合物中可能存在离子键

　　B. 离子化合物中可能存在共价键

　　C. 含极性键的分子一定是极性分子

　　D. 非极性分子中一定存在非极性键

10. 下列物质分子间能形成氢键的是（　　）

　　A. HBr 　　　　B. H_2O

　　C. H_2S 　　　　D. CH_4

11. 元素周期表里金属元素和非金属元素分界线附近能找到可以用来制成（　　）

　　A. 半导体的元素 　　B. 耐高温的合金元素

　　C. 催化剂的元素 　　D. 新农药的元素

12. 下列物质中，含有共价键的离子化合物是（　　）

　　A. $MgCl_2$ 　　　　B. NaOH

　　C. H_2SO_4 　　　　D. Cl_2

四、简答题

1. 请画出下列原子的结构示意图及电子式：N、O、Al、S、K。

2. 请写出短周期元素原子中，最外层电子数是电子层数 2 倍的元素符号及相应的原子结构示意图。

（包雅丽）

第2章 无机物质及其应用

已经发现的 100 多种元素中，除稀有气体、十多种非金属元素外其他均为金属元素。氧和硅构成了地壳的基本骨架；氮构成了空气中的主要成分。从五千年前使用青铜器，三千年前进入铁器时代，直到 20 世纪铝合金成为仅次于铁的金属材料，金属材料对于促进生产发展、改善人类生活发挥了巨大作用。

第一节 卤 素

【知识要点】

氯气的性质、用途

常见金属卤化物

卤离子的检验

卤素是指位于元素周期表中第 ⅦA 族的氟（F）、氯（Cl）、溴（Br）、碘（I）、砹（At）五种元素。卤素的希腊文原意是"成盐的元素"。卤素在自然界主要以卤化物形式存在。

一、氯 气

（一）物理性质

氯气分子是由 2 个氯原子构成的双原子分子。在通常情况下，氯气是黄绿色、密度比空气大、可溶于水（1 体积的水可以溶解 2 体积的氯气）、有强烈刺激性气味的有毒气体。人吸入少量氯气会使鼻和喉头的黏膜受到刺激，引起胸部疼痛和咳嗽；吸入量大时，会致死。实验室闻其气味时，应该用手轻轻地在氯气瓶口扇动嗅闻即可（图 2-1）。

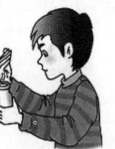

（二）化学性质

氯气是非常活泼的非金属单质，氯原子最外层有 7 个电子，化学反应中容易得到 1 个电子，变成 Cl^-，表现出强氧化性。

图 2-1 闻气体的正确操作

1. 与金属反应 氯气能与大多数金属化合生成金属氯化物。

$$2Na+Cl_2 \xrightarrow{点燃} 2NaCl \qquad 2Fe+3Cl_2 \xrightarrow{点燃} 2FeCl_3$$

2. 与非金属反应

【实验 2-1】在空气中点燃氢气，然后把导管缓缓伸入盛满氯气的集气瓶中，观察现象。

观察到，点燃条件下，氢气在氯气中安静的燃烧，发出苍白色火焰（图 2-2）。

$$H_2+Cl_2 \xrightarrow{点燃} 2HCl$$

HCl 气体具有刺激性气味，极易溶于水。0℃时，1 体积的水可以溶解 500 体积的 HCl。HCl 的水溶液称为氢氯酸，俗称盐酸，是三大无机酸之一，人体胃液的主要成分。

3. 与水的反应 氯气的水溶液称为氯水，呈黄绿色。部分溶解的氯气会和水反应，生成盐酸和次氯酸。次氯酸具有强氧化性，可以用于自来水的消毒，但由于不稳定，光照条件下会分解放出氧气。

$$Cl_2 + H_2O == HCl + HClO（次氯酸）$$

$$2HClO \xrightarrow{光照} 2HCl + O_2 \uparrow$$

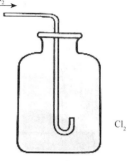

图 2-2　H_2 在 Cl_2 中燃烧

知识应用

84 消毒液

84 消毒液是一种以次氯酸钠为主要有效成分的高效、广谱消毒剂。呈无色或淡黄色液体。可杀灭肠道致病菌、化脓性球菌和细菌芽胞，并能灭活病毒。如：市售 84 消毒液按 1 : 500 稀释后用于瓜果、餐具、厨房用品等的消毒；按 1 : 25 稀释后用于肝炎、病毒性感冒和肺炎患者及污染物等的消毒。但本品具有漂白作用，不适宜棉、毛、丝织品等有色物品的消毒；另对金属制品有腐蚀，也不适合用来消毒。

4. 氯气的用途　消毒，制盐酸，工业上用于制备漂白粉或漂白液，制氯仿、四氯化碳及塑料（如聚氯乙烯）等。

知识链接

第一种在战争中使用的化学武器——氯气

第一次世界大战期间，德国军队在与英法联军作战中，首次使用氯气攻击敌方，开了战争史上使用化学武器的先例。现在，禁止化学武器已成为世界人民的共同呼声，越来越多的国家在《禁止化学武器公约》上签字。

二、卤族元素

（一）概述

氟、溴、碘和氯一样，原子的最外层都是 7 个电子，因此，化学性质与氯气相似。但由于电子层数的不同影响了原子半径的大小，所以得到电子的能力随电子层数的增加而减弱。

（二）卤素单质

1. 卤素单质的物理性质（表 2-1）。

表 2-1　卤素单质的物理性质

卤素单质	颜色和状态	密度	熔点 /℃	沸点 /℃
F_2	淡黄绿色气体	1.69 g/L（15℃）	−219.6	−188.1
Cl_2	黄绿色气体	3.214 g/L（15℃）	−101	−34.6
Br_2	深红棕色液体	3.119 g/L（15℃）	−7.2	58.78
I_2	紫黑色固体	4.93 g/L（15℃）	113.5	184.4

2. 卤素单质的化学性质

（1）由氟到碘原子半径逐渐增大，得电子能力逐渐减弱，化学反应发生条件会越来越高，产物越来越不稳定。

$$H_2 + F_2 \xrightarrow{暗处} 2HF$$

$$H_2 + Br_2 \xrightarrow{500℃} 2HBr$$

$$H_2 + I_2 \underset{\triangle}{\rightleftharpoons} 2HI$$

（2）卤素单质间由于性质上存在相似性和递变性，可发生像金属单质的置换反应。

【实验2-2】将少量新制的饱和氯水分别注入盛有 NaBr 溶液和 KI 溶液的试管中，用力振荡后，再注入少量四氯化碳，振荡；观察现象。

【实验2-3】将少量溴水注入盛有 KI 溶液的试管中，用力振荡后，注入少量四氯化碳；观察现象。

试验中四氯化碳层和水层颜色的变化，说明了氟、氯、溴、碘的活动性顺序为 $F_2 > Cl_2 > Br_2 > I_2$。

（三）卤离子的检验

【实验2-4】把少量硝酸银溶液分别滴入盛有 NaCl 溶液、NaBr 溶液和 KI 溶液的3支试管中观察，比较现象。再向三支试管分别加入少量稀硝酸，观察现象。

可以看到，在三支试管里分别有白色、浅黄色、黄色的沉淀生成，且都不溶于稀硝酸。实验室常利用这一特性来检验 Cl^-、Br^-、I^- 的存在。

$$NaCl + AgNO_3 \Longrightarrow NaNO_3 + AgCl\downarrow （白色）$$
$$NaBr + AgNO_3 \Longrightarrow NaNO_3 + AgBr\downarrow （浅黄色）$$
$$KI + AgNO_3 \Longrightarrow KNO_3 + AgI\downarrow （黄色）$$

（四）常见的金属卤化物

1. 氯化钠（NaCl）　无色、透明的晶体，食盐的主要成分。氯化钠是人体正常生理活动不可缺少的物质。每天都要摄入适量的食盐来补充通过尿液、汗液等排出体外的氯化钠。临床上，给患者大量输液时通常使用浓度为 9g/L 的生理盐水，其溶质即为氯化钠。生理盐水还常用于出血过多、严重腹泻等引起的失水病症，亦可洗涤伤口和灌肠。

2. 氯化钾（KCl）　无色晶体。性质与氯化钠相似，但不可以替代氯化钠来配制生理盐水。临床常用作利尿药，治疗低钾血症。

3. 氯化铵（NH₄Cl）　无色或白色结晶性粉末。易溶于水，溶解时吸收大量的热。具有吸湿性，不稳定，受热易分解。医药上常用作祛痰剂，治疗碱中毒。

4. 氯化钙（CaCl₂）　常为含结晶水的无色结晶。无水氯化钙常用作干燥剂；临床上用于治疗钙缺乏症，抗过敏药。

【知识归纳】

知识点	知识内容
氯气	黄绿色有毒气体
	最外层有 7 个电子，反应中容易得到电子，表现强氧化性
	能与氢气、金属单质、水等反应；$Cl_2 + H_2O \Longrightarrow HCl + HClO$
	用途广泛
卤素	最外层电子数均为 7，化学性质相似。性质活性随电子层数的增加而减弱，反应条件变高
	卤素离子的检验：用稀硝酸酸化的硝酸银检验；AgCl 白色沉淀、AgBr 浅黄色沉淀、AgI 黄色沉淀

第二节 硫 和 氮

【知识要点】
硫和氮及其化合物的特殊性质及用途
硫酸根与铵根离子的检验

蛋白质是生命的物质基础。一些含硫、氮元素的蛋白质，在我们体内有着重要的生理作用。如：含硫的蛋白质可以维持皮肤、头发及指甲等组织的健康、光泽；氮元素是构成蛋白质基本单元——氨基酸的重要组成元素。这一节，我们就来学习硫和氮及其化合物的性质、用途。

一、硫及其化合物

硫元素广泛存在于自然界。矿石中的硫主要以化合态形式存在；游离态的硫存在于火山口附近或地壳中。

（一）硫

俗称硫黄，淡黄色晶体，脆，不溶于水，微溶于酒精，易溶于二硫化碳，有毒。
硫位于元素周期表第三周期，第ⅥA族，化学反应中容易得到电子，表现出氧化性。

$$S + Fe \xrightarrow{\Delta} FeS \qquad S + O_2 \xrightarrow{\Delta} SO_2$$

硫主要用于制取硫酸。还可用于制造黑火药、焰火、火柴等。医药上硫可用来配制硫黄软膏，治疗某些皮肤病。

（二）硫的化合物

1. 二氧化硫（SO_2） 无色，有刺激性气味的气体；密度比空气大；常温常压下，1体积的水约能溶解40体积的二氧化硫。

溶于水的部分二氧化硫会和水发生反应：

$$SO_2 + H_2O \rightleftharpoons H_2SO_3 （亚硫酸）$$

因此，二氧化硫又称为亚硫酸酐，属于酸性氧化物。

二氧化硫有毒，是形成酸雨的主要气体。但二氧化硫的漂白作用应用广泛；如：工业上常用以漂白纸浆、毛、丝、草编等制品。二氧化硫还能用作消毒、杀菌剂等。二氧化硫对肝、肾等有严重损害，并有致癌作用，因此不可用于食品的漂白。

2. 硫酸（H_2SO_4） 三大无机酸之一；纯净的硫酸为无色，黏稠状液体；溶于水时放出大量的热；具有强腐蚀性、吸水性、脱水性及氧化性。

【实验2-5】用干净的玻璃棒蘸取浓硫酸于白纸（放置于玻璃片上）上写字，放置片刻后观察现象；干净的培养皿中倒入少许蓝矾晶体，再滴加几滴浓硫酸，观察。

硫酸具有酸的通性，能与活泼金属或金属氧化物反应生成盐和水。在常温下，浓硫酸能跟铁、铝等金属发生钝化。因此，冷的浓硫酸可以用铁或铝制容器储存、运输。

3. 硫酸根离子的检验（SO_4^{2-}）

【实验2-6】取3支试管，分别加入稀硫酸、硫酸钠和碳酸钠溶液各2ml，分别滴加2滴$BaCl_2$溶液，观察现象。再分别滴加10滴稀硝酸，振荡，有何变化？

实验结果表明，若想检验硫酸根离子的存在，需先除去碳酸根的干扰，可用稀硝酸或稀盐酸来除杂酸化后再滴加硝酸钡或氯化钡来进行检验，若出现白色沉淀，则说明原溶液中含有SO_4^{2-}。

$$SO_4^{2-}+Ba^{2+}\Longrightarrow BaSO_4\downarrow$$

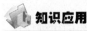

知识应用

造影剂——钡剂

硫酸钡既难溶于水，又难溶于盐酸。在胃肠道无吸收，能阻止X线透过。临床上，在硫酸钡粉中加入胶粉、芳香剂、硅油及水按检查部位的需要调成浓稀不同的糊状或悬浊液，制成钡剂（又称钡餐）。钡剂常用于消化道造影检查，协助诊断疾病。

二、氮及其化合物

（一）氮气（N_2）

氮气约占空气体积的78%，这主要归功于氮分子的特殊结构。2个氮原子之间通过共用3对电子形成的共价键（$N\equiv N$）很牢固，致使氮气的化学性质在通常状况下非常不活泼。

1. 与氢气的反应　在高温、高压和催化剂存在的条件下，氮气能和氢气反应生成氨气（NH_3），放出热量。工业上就利用该原理合成氨气。

$$N_2+3H_2\xrightarrow[催化剂]{高温、高压}2NH_3$$

2. 与氧气的反应　氮气与氧气在放电条件下反应生成一氧化氮（NO）。由于NO性质不稳定，容易与空气中的O_2结合生成NO_2。NO_2与雨水生成硝酸，并与土壤中的矿物质作用生成能被植物吸收的硝酸盐，促进植物生长。

NO与NO_2也是大气污染物之一。生活中主要来自工业废气及汽车尾气的排放。当空气中氮的氧化物浓度过高时，会引发光化学烟雾污染，影响人们的身体健康。

知识链接

火箭燃料

2003年10月15日是一个值得全中国人民骄傲的日子。这一天，我们伟大的祖国成为世界上第三个将人送入太空的国家，炎黄子孙千年飞天梦想终于实现了。

这次载人航天发射使用的"长征"二号火箭，全长58.3 m，起飞重量479.8 t，火箭为什么能飞上天？如此巨大的推动力是从哪儿来的？

火箭使用偏二甲肼（$C_2H_8N_2$）作燃料，四氧化二氮为氧化剂，燃烧反应放出的巨大热量把火箭送入太空。反应的化学方程式为：

$$C_2H_8N_2+2N_2O_4\Longrightarrow 2CO_2\uparrow+4H_2O+3N_2\uparrow$$

（二）氨气

无色，有刺激性气味的气体。密度比空气小。极易溶于水，常温常压下，1体积的水可以溶解700体积的氨气。熔点$-77.7℃$，易液化。

氨气的水溶液叫氨水。溶解于水中的部分氨分子与水分子结合生成一水合氨；生成的一水合氨中又有一部分会解离出铵根和氢氧根。因此，氨水呈弱碱性，能使酚酞试液变红。

$$NH_3+H_2O\Longrightarrow NH_3\cdot H_2O（一水合氨）\Longrightarrow NH_4^++OH^-$$

知识链接

中 国 制 造

　　侯德榜，1890 年 8 月 9 日出生在福建省闽侯县一个农民家庭。从 1913 年开始，侯德榜先后在美国麻省理工学院、哥伦比亚大学学习，获得博士学位时已经三十出头。1926 年 6 月侯德榜终于彻底掌握了氨碱法制碱的全部技术秘密。当年 8 月，由侯德榜带领下生产出的"红三角"牌纯碱在美国费城的万国博览会上荣获金质奖章。"红三角"牌纯碱产品不但畅销国内，而且远销日本和东南亚。侯德榜是中国化学工业史上一位杰出的科学家，他为祖国的化学事业奋斗终生，托起了中国现代化工业的大厦（图 2-3）。

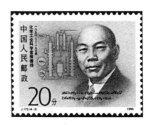
图 2-3　侯德榜纪念邮票

（三）硝酸（HNO_3）

　　纯硝酸是无色、易挥发、有刺激性气味的液体，能与水按任意比例混合。硝酸属于强酸，除了具有酸的通性，还具有不稳定性，强氧化性、腐蚀性等。冷的浓硝酸能使铁、铝发生钝化现象。因而，可以用铁、铝制容器盛放浓硝酸。

（四）铵盐

　　1．铵盐　一般为无色晶体，易溶于水，多数铵盐不稳定受热易分解。

　　2．铵根离子的检验（NH_4^+）

【实验 2-7】在一支试管中加入 2ml 氯化铵溶液，再加入约 1ml 氢氧化钠溶液，加热，将一条用蒸馏水润湿过的红色石蕊试纸放置于试管口，观察现象。

　　实验现象为，生成刺激性气味的无色气体，湿润的红色石蕊试纸变蓝。检验铵根存在的方法，与强碱性溶液共热，并用湿润的红色石蕊试纸检验生成的气体；若湿润的红色石蕊试纸变蓝，则说明样品中含有铵根。

$$NH_4^+ + OH^- \xrightarrow{\Delta} NH_3\uparrow + H_2O$$

【知识归纳】

知识点	知识内容
硫	二氧化硫及硫酸的特殊性质，用途
	硫酸根离子的检验方法：$SO_4^{2-} + Ba^{2+} = BaSO_4\downarrow$
氮	氨气合成：$N_2 + 3H_2 \xrightleftharpoons[催化剂]{高温、高压} 2NH_3$
	氮的氧化物及性质；
	铵根离子的检验方法：$NH_4^+ + OH^- \xrightarrow{\Delta} NH_3\uparrow + H_2O$

第三节　钠、铝、铁

【知识要点】

钠、铝、铁的性质

　　几千年来，人类一直在努力探求从矿石中获得金属的方法。当某种金属的提炼技术获得突破，并在经济上可行后，这种金属的应用就有可能获得迅速发展，同时也有可能极大地推动其他技术的发展，成为社会生产力进步的巨大推动力。铁、铝等的发现和广泛应用就是最好的例子。

一、钠

钠在元素周期表中位于第三周期，第IA族。钠元素在自然界的丰度较大，分布十分广泛，主要以化合态形式存在。人体内的钠元素主要存在于细胞外液中，调节细胞内外水平衡并参与神经信息的传递过程。

（一）物理性质

银白色，质软，具有金属光泽，电和热的良导体；密度是 $0.97g/cm^3$，比水的密度小；钠的熔点是 97.81℃，沸点是 882.9℃。

（二）化学性质

钠原子最外层有1个电子，金属性非常强，能与氧气等较多非金属单质及化合物反应。

1. 钠与氧气

【实验2-8】取出金属钠，用滤纸吸干表面煤油后用小刀切下绿豆大小置于石棉网上，观察；用酒精灯加热金属钠，观察现象。

我们可以看到，刚切开的金属钠有金属光泽，但很快就变暗。那是因为钠与氧气结合生成了白色的氧化钠。

$$4Na+O_2 = 2Na_2O$$

钠在空气中燃烧，生成淡黄色的过氧化钠，并发出黄色的火焰。

$$2Na+O_2 \xrightarrow{\text{点燃}} Na_2O_2$$

2. 钠与水

【实验2-9】取出一小粒金属钠，投放于盛有蒸馏水的培养皿中，观察；反应后再滴入1~2滴酚酞试液，观察现象。

该反应中的现象可以用"浮""熔""游""响""消""变"六个字来概括。说明钠与水反应不但放热，还生成碱性产物。

$$2Na+2H_2O = 2NaOH+H_2\uparrow$$

（三）钠的化合物

1. 过氧化钠（Na_2O_2） 淡黄色固体，对热稳定，易吸潮。由于分子结构中含有双氧离子（氧原子为-1价），表现出较强的氧化性。常用作供氧剂，漂白剂，消毒剂等。

$$2Na_2O_2+2CO_2 = 2Na_2CO_3+O_2\uparrow$$
$$2Na_2O_2+2H_2O = 4NaOH+O_2\uparrow$$

2. 氢氧化钠（NaOH） 俗名苛性钠，火碱，烧碱；蜡状白色固体；易潮解；溶于水时放出大量的热；强腐蚀性。氢氧化钠具有碱的通性，能和酸、非金属氧化物、某些盐反应。如：

$$2NaOH+SiO_2 = Na_2SiO_3+H_2O$$

因此，盛装氢氧化钠溶液的瓶子不能用玻璃塞子，最好用橡胶塞或使用塑料瓶子盛装。

氢氧化钠是一种重要的化工产品和化工原料，被广泛用于轻工、纺织、化工、石油等很多行业。还可用于制肥皂、合成洗涤剂等。

3. 碳酸钠和碳酸氢钠（Na_2CO_3、$NaHCO_3$）

碳酸钠俗名苏打、纯碱，白色粉末状固体。碳酸氢钠俗名小苏打，白色晶体。

【实验 2-10】取少量 Na_2CO_3 与 $NaHCO_3$ 固体于两支试管中，再同时加入 2～3ml 稀盐酸，观察现象。

两支试管均产生能使澄清石灰水变浑浊的气体，但反应速率不完全相同。

$$Na_2CO_3 + 2HCl = 2NaCl + H_2O + CO_2\uparrow$$

$$NaHCO_3 + HCl = NaCl + H_2O + CO_2\uparrow$$

【实验 2-11】取少量 Na_2CO_3 与 $NaHCO_3$ 固体于两支大试管中，再按如图 2-4 装置进行实验。观察现象。

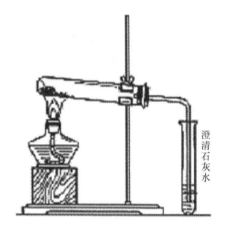

图 2-4　加热 Na_2CO_3 与 $NaHCO_3$ 固体装置图

可以观察到装有 $NaHCO_3$ 固体的实验装置中，右侧装有石灰水的试管会变浑浊。

$$2NaHCO_3 \xrightarrow{\Delta} Na_2CO_3 + H_2O + CO_2\uparrow$$

4. 焰色反应　许多金属及其化合物在灼烧时都会呈现不同的火焰颜色，这种反应叫作焰色反应。焰色反应常用来鉴别金属及其化合物；节日焰火也是利用了金属及其化合物的这一性质（图 2-5）。

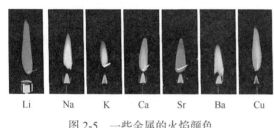

Li　Na　K　Ca　Sr　Ba　Cu

图 2-5　一些金属的火焰颜色

二、铝

（一）铝（Al）

1. 物理性质　银白色轻金属，较软，密度 $2.7g/cm^3$，熔点 660.4℃，沸点 2467℃。具有较强的韧性、延展性，有良好的导电、导热性。

2. 化学性质　铝位于元素周期表中第三周期，第 IIIA 族，金属与非金属元素的分界线处。

（1）与氧气　常温下或加热条件，铝与氧气反应均生成白色的氧化铝。

$$2Al + 3O_2 \xrightarrow[\Delta]{常温或} 2Al_2O_3$$

生成的氧化铝熔点非常高，且具有较好的抗腐蚀性能。

（2）与酸　　　　　　$$2Al + 6HCl = 2AlCl_3 + 3H_2\uparrow$$

（3）与碱　很多金属能与酸反应，但大多数金属却不能与碱反应。实验证明，铝能与氢氧化钠溶液反应。

$$2Al + 2NaOH + 2H_2O = 2NaAlO_2（偏铝酸钠）+ 3H_2\uparrow$$

铝属于典型的两性金属。由于酸、碱、盐等可直接腐蚀铝制品，可导致食品中铝元素含量升高，对人体有一定的损害，因此，铝制餐具已从市场上逐渐淘汰。

（二）铝的重要化合物

1. 氧化铝（Al_2O_3）　是一种白色难溶氧化物，冶炼金属铝的主要材料，较好的耐火材料。通常可用来制造耐火坩埚、耐火管和耐高温的实验仪器。

氧化铝是典型的两性氧化物，它既能与酸反应，也能溶于强碱溶液。

2. 氢氧化铝［Al（OH）₃］ 是几乎不溶于水的白色胶状物质。它能凝聚水中悬浮物，又能吸附色素。它也属于两性氢氧化物。

（三）铝的用途

主要制造成铝合金，可克服纯铝的硬度、强度较低，不适于制造机器零件的缺点。这些铝合金广泛应用于飞机、汽车、火车、船舶等制造工业。铝的导电性仅次于银、铜，所以铝在电器制造工业、电线电缆工业和无线电工业中有广泛的用途；铝是热的良导体，它的导热能力比铁大 3 倍，工业上可用铝制造各种热交换器、散热材料等；铝有较好的延展性，在 100～150℃时可制成薄于 0.01mm 的铝箔，广泛应用于包装香烟、糖果等。

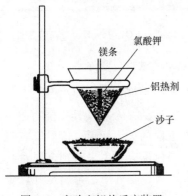

图 2-6　实验室铝热反应装置

知识应用

铝 热 反 应

铝是较活泼的金属，还原性比较强。铝热反应是一种利用铝的还原性获得高熔点金属单质的方法。可简单认为是铝与某些金属氧化物（如三氧化二铁、三氧化二铬、二氧化锰等）在高热条件下发生的反应。铝热反应常用于冶炼高熔点的金属，并且它是一个放热反应，其中镁条为引燃剂，氯酸钾为助燃剂。镁条在空气中可以燃烧，氧气是氧化剂。但插入混合物中的部分镁条燃烧时，氯酸钾则是氧化剂，以保证镁条的继续燃烧，同时放出足够的热量引发金属氧化物和铝粉的反应。铝与氧化铁的铝热反应常用作焊接铁轨（图 2-6）。

三、铁

人类使用铁的历史可以追溯到四千五百多年以前，不过那时的铁是从太空掉下的陨铁。我国在商代就开始使用铁，在河北、北京、河南的某些地区出土过用陨铁打制的铁刃铜钺。我国最早的人工冶铁制品是甘肃灵台出土的春秋初年秦国的铜柄铁剑，这说明春秋初年我国已经掌握了冶铁技术。东汉晚期的青铜奔马（马踏飞燕）现已成为我国的旅游标志。

（一）铁的性质

铁元素在地壳中的含量为第四位，位于元素周期表中第四周期，第 VIII 族。铁原子最外层有 2 个电子，化学反应中容易失去电子变成＋2 价或＋3 价。

铁的性质比较活泼，能与许多物质发生化学反应。

1. 铁与非金属　中学时我们曾学过灼热的铁丝在氧气中燃烧，火星四射、生成黑色固体。第一节里我们也介绍过，铁丝可以在氯气中燃烧，产生棕黄色的烟，生成氯化铁。

若加热铁粉与硫粉的混合物，也会反应，生成黑色的硫化亚铁。

$$Fe+S \xrightarrow{\triangle} FeS$$

2. 铁与水　在常温下，铁与水不反应。但有氧气存在时，铁就会发生缓慢氧化、腐蚀、生锈。高温条件下，铁与水蒸气反应生成有磁性的四氧化三铁与氢气。

3. 铁与酸　常温下，铁遇盐酸、稀硫酸会发生置换反应，生成氢气和亚铁盐（其中铁为＋2 价）。铁遇冷的浓硫酸或浓硝酸会发生钝化。

4. 铁与盐溶液　铁遇到比它活性弱的金属的盐溶液发生置换反应。如：

$$Fe+CuSO_4 = Cu+FeSO_4$$

（二）铁的化合物

1. 铁的氧化物（表 2-2）

表 2-2　铁的氧化物

名称	化学式	性质	用途
氧化亚铁	FeO	黑色粉末，不稳定，空气中受热即氧化	
氧化铁	Fe_2O_3	红棕色粉末，俗称铁红，赤铁矿的主要成分	红色油漆，涂料，冶炼钢铁
四氧化三铁	Fe_3O_4	黑色晶体，有磁性，磁铁矿的主要成分	吸铁石，冶炼钢铁

2. 铁的氢氧化物

【实验 2-12】在 2 支试管里分别加入少量 $FeCl_3$ 和 $FeSO_4$ 溶液，然后滴入 NaOH 溶液，观察现象。

实验现象：盛有 $FeCl_3$ 溶液的试管里生成红褐色沉淀，即氢氧化铁 $Fe(OH)_3$。盛有 $FeSO_4$ 溶液的试管里，先生成白色絮状沉淀，随即又迅速变成灰绿色，最后变成红褐色。这是因为白色的 $Fe(OH)_2$ 被空气氧化成了 $Fe(OH)_3$ 的缘故。

若像 $FeCl_3$ 溶液中加入还原性 Fe 粉，振荡，发现溶液的黄色会变浅，甚至变成黄绿色。这是因为：

$$2Fe^{3+}+Fe = 3Fe^{2+}$$

以上事实说明，Fe^{2+} 和 Fe^{3+} 在一定条件下是可以互相转变的。

（三）铁离子的检验

【实验 2-13】在 2 支试管里分别加入 5ml $FeCl_2$ 溶液和 5ml $FeCl_3$ 溶液，各滴入几滴 KSCN 溶液，观察现象。

盛有 $FeCl_2$ 溶液的试管颜色变化不明显；而盛有 $FeCl_3$ 溶液的试管中液体变成血红色。通常利用硫酸铁、氯化铁等含有 Fe^{3+} 的盐溶液遇到 KSCN 溶液时变成血红色这一性质检验 Fe^{3+} 的存在。

$$Fe^{3+}+3SCN^- \rightleftharpoons Fe(SCN)_3$$

 知识链接

用途广泛的稀土金属

在金属元素中，有一类性质相似、并在自然界共生在一起的稀土元素，它们是周期表中原子序数从 57～71（从镧至镥，称为镧系元素）的 15 种元素以及钇和钪。

由于稀土金属元素的物理性质和化学性质都极为相似，它们在矿石中总是共生在一起，冶炼工艺冗长而复杂。在钢中加入一些稀土元素，可以增加钢的塑性、韧性、耐磨性、耐热性、抗氧化性和抗腐蚀性等。因此，稀土金属广泛应用在冶金、石油化工、材料工业（电子材料、荧光材料、发光材料、永磁材料、超导材料、染色材料、纳米材料、引火合金和催化剂等）、医药及农业等领域。

我国是稀土资源大国。到目前为止，我国的稀土储量、稀土产量、稀土用量和稀土出口量均居世界第一位。

【知识归纳】

知识点	知识内容
钠	钠与氧气反应：$4Na+O_2=\!\!=\!\!=2Na_2O$；$2Na+O_2 \xrightarrow{\text{点燃}} Na_2O_2$
	钠与水反应：$2Na+2H_2O=\!\!=\!\!=2NaOH+H_2\uparrow$
	过氧化钠常用作供氧剂：$2Na_2O_2+2CO_2=\!\!=\!\!=2Na_2CO_3+O_2\uparrow$
	碳酸钠与碳酸氢钠的鉴别：略
	焰色反应：许多金属及其化合物在灼烧时都会呈现不同的火焰颜色，这种反应叫作焰色反应
铝	与氧气反应：$2Al+3O_2=\!\!=\!\!=2Al_2O_3$
	典型的两性金属：$2Al+6HCl=\!\!=\!\!=2AlCl_3+3H_2\uparrow$
	$2Al+2NaOH+2H_2O=\!\!=\!\!=2NaAlO_2$（偏铝酸钠）$+3H_2\uparrow$
	有广泛的用途：略
铁	性质活泼，常见$+2$、$+3$价；可置换不活泼金属：
	$Fe+CuSO_4=\!\!=\!\!=Cu+FeSO_4$
	有3种氧化物，分别是黑色的氧化亚铁、氧化铁、四氧化三铁；
	白色的氢氧化亚铁不稳定，容易被氧化成红褐色的氢氧化铁；
	铁离子的检验：Fe^{3+}（黄色）$+3SCN^-\rightleftharpoons Fe(SCN)_3$（血红色）
	铁的钝化

第四节　生命元素与人体健康

【知识要点】

生命元素与人体健康的联系

在 20 世纪初期，科学家发现，如果用只含糖类、脂肪、蛋白质和水的饲料喂养，实验动物不能存活。但如果在此饲料中加入极微量的牛奶后，实验动物就能正常生长。科学家经反复实验后认为，正常膳食中应该还必须含有微量维生素、矿物质等，才能满足人类的生命需要。

一、维　生　素

（一）维生素的作用及分类

维生素是参与生物生长发育和新陈代谢所必需的一类小分子有机化合物，在天然食物中含量极少。维生素在人体内有特殊的生理功能或作为辅酶催化某些特殊的化学反应。

各种维生素的分子结构和化学性质都不相同，人们习惯上按不同的溶解性，把它们分为脂溶性维生素和水溶性维生素两大类。一般来说脂溶性维生素易溶于脂肪和有机溶剂，在人体内容易积存，不易排泄，主要积存在肝脏。因此，动物肝脏往往是脂溶性维生素的良好食物来源。脂溶性维生素主要包括维生素 A、维生素 D、维生素 E 和维生素 K 等。水溶性维生素易溶于水，容易被人体吸收，多余的则随尿液排出，不易积存，容易缺乏。水溶性维生素包括维生素 C 和维生素 B 族（B_1、B_2、烟酸和烟酰胺、B_6、生物素、泛酸、叶酸和 B_{12} 等）。

（二）维生素C

维生素 C 是一种无色晶体，分子式为 $C_6H_8O_6$，熔点为 $190\sim192℃$，是一种水溶性维生素，溶液显酸性，并有可口的酸味。广泛存在于新鲜水果和绿色蔬菜中，如山楂、鲜枣、橘子、柠檬、辣椒、西红柿、豆角、白菜等。人体不能合成维生素 C，必须从食物中获得。

维生素 C 也称为抗坏血酸，参与体内的氧化还原反应，维持细胞间质的正常结构；促进伤口愈合，维持牙齿、骨骼、血管和肌肉的正常功能；帮助无机盐和某些氨基酸的吸收；增强对传染病的抵抗力，有解毒作用。

维生素 C 是一种较强的还原剂，在水溶液中或受热时很容易被氧化。因此，生吃新鲜蔬菜要比熟吃时维生素 C 的损失小。中学生每天需要补充约 60mg 维生素 C。

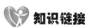 **知识链接**

碘与人体健康

碘是人体必需微量元素，正常人体内共含碘 15～20mg，其中 70%～80% 浓集在甲状腺内，其余分布在血清、肌肉、肾上腺、卵巢等组织中。甲状腺具有分泌甲状腺激素的功能，而甲状腺激素是机体最重要的激素之一，它具有维持机体物质和能量代谢、促进大脑和身体生长发育、提高神经系统兴奋性等生理作用。人体一般每日摄入 0.1～0.2 mg 碘就可以满足需要。我国是世界上严重缺碘的地区之一，全国约有 1/3 人口生活在碘缺乏地区。政府为了消除碘缺乏病，在食用盐中加入一定量的碘化合物，以确保碘缺乏地区居民对碘的摄入量。

二、微 量 元 素

人和动物体内的生命元素可分为常量元素和微量元素。常量元素是指含量在 0.01% 以上的元素，包括 C、H、O、N、Na、Mg、Ca、P、S、K、Cl 共 11 种。微量元素是指含量在 0.01% 以下的元素，如 Fe、Cu、Zn、Mn、Co、Mo、Se、I、Li、Cr、F、Sn、Si、V、As 和 B 共 16 种。

常见的几种重要微量元素：

1. 铁　一般情况下，人体内含铁量为 4.2～6.1g，它是骨髓制造红细胞的重要原料。人体内的铁有 70% 存在于血红蛋白和肌红蛋白内，25% 以铁蛋白形式存在于肝、肾、骨髓中，少量的铁是氧化酶的辅助因子。如果人体缺铁会引起贫血，肌肉细胞利用氧产生能量的功能下降，从而减少热量的来源。成年男子每天需要从食物中摄取约 10mg 铁。含铁较多的食物有动物（肝脏、心脏），瘦肉，蛋黄，紫菜，海带，黑木耳，芹菜，油菜和番茄等。膳食中的蛋白质和维生素 C 能提高铁的吸收率。

2. 锌　人体内大约含有 2g 锌，大部分分布在骨骼、肌肉、血浆和头发中。含锌最高的组织是眼球的视觉部分和前列腺。锌参与核酸蛋白质的代谢过程，能促进皮肤、骨骼和性器官的正常发育，维持消耗和代谢活动。发育中的儿童缺锌会引起食欲缺乏、生长停滞、嗅觉迟钝、性功能发育不全等，因此，人们把锌称为"生命的元素"。在肉类、动物肝脏、蛋品和海鲜产品中，特别是牡蛎中都富含锌。其次，牛奶、麦片、玉米、南瓜子等也含锌。锌与维生素 A、钙、磷一起作用时功效最佳。

3. 铜　铜是人体内多种酶的组分，大约有 12 种酶含铜。其中，胺氧化酶和酪氨酸酶两种含铜酶较为重要，前者用于形成弹性硬蛋白和骨胶原蛋白，以保护动脉管壁的弹性；后者用于形成皮肤的色素。遗传性的酪氨酸酶缺乏会引起白化病。

正常人体内铜的含量为 50～100mg。血浆中的铜 80% 存在于铜蓝蛋白中，在还原作用下铜蓝蛋白能还原而呈无色，在分子氧存在时又重新氧化而呈蓝色。血清中的铜能对一些毒素起结合作用，使其失去毒性。微量的铜可提高白细胞的噬菌能力，对病毒感染，尤其是流行性感冒有防护作用。

 知识应用

补 铁 工 程

1997 年，我国政府颁布了《中国营养改善行动计划》，其中包括消除铁缺乏，改善营养性贫血。补铁是一个渐进的过程，只有依靠日常膳食的不断补充，才能保证人体所需铁元素的充足供应。我国选择酱油作为铁强化食物的载体，这主要因为酱油可以促进铁吸收，而且有广泛的群众食用基础。另外，人们对酱油的日摄入量稳定在相对合理的数值范围内。还有一个原因是有利于铁强化酱油的集中生产和质量管理（图 2-7）。

【知识归纳】

知识点	知识内容
维生素	维生素是参与生物生长发育和新陈代谢所必需的一类小分子有机化合物；人们习惯上按不同的溶解性，把它们分为脂溶性维生素和水溶性维生素两大类
微量元素	人和动物体内的生命元素可分为常量元素和微量元素。常量元素是指含量在 0.01% 以上的元素；微量元素是指含量在 0.01% 以下的元素

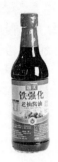

图 2-7　铁强化酱油

目 标 检 测

一、填空题

1. 氯是活泼的_____元素，氯原子最外电子层有_____电子，在化学反应中容易_____电子，化合价为_____价。

2. 由于金属钠很容易和空气中的_____、_____等起反应，通常将金属钠保存在_____或_____里，以使其与_____隔绝。

3. 过氧化钠能与_____或_____反应生成氧气，根据这一性质，过氧化钠常用作航天、潜水及井下作业的供氧剂。

4. 氨_____溶于水，其水溶液称为_____，呈弱_____。故氨气能使湿润的红色石蕊试纸变_____色。

二、选择题

1. 漂白粉的有效成分是（　　）
   A．次氯酸钙　　　　　B．盐酸
   C．氯化钠　　　　　　D．氯气

2. 关于 SO_2 的说法不正确的是（　　）
   A． SO_2 有漂白作用
   B． SO_2 溶于水生成硫酸
   C． SO_2 是一种大气污染物
   D． SO_2 是一种刺激性气体

3. 下列气体不会造成空气污染的是（　　）
   A． NO_2　　　　　　B． H_2S
   C． NH_3　　　　　　D． N_2

4. 浓硫酸作为干燥剂是利用它的（　　）
   A．吸水性　　　　　　B．脱水性
   C．氧化性　　　　　　D．稳定性

5. 造成大气污染并形成酸雨的是（　　）
   A． CO 和 CO_2　　　　B． CO_2 和水蒸气
   C． SO_2 和 NO_2　　　D． N_2 和 CO_2

6. 下列各组物质中，常温下能起反应产生气体的是（　　）
   A．铁与浓硫酸　　　　B．铝与浓硫酸
   C．铁与稀硫酸　　　　D．银与稀盐酸

7. 下列关于铁的叙述中不正确的是（　　）
   A．具有良好的延展性
   B．化学性质比较活泼
   C．反应中只能生成 +2 价产物
   D．导电、导热性良好

8. 能在自然界以游离态存在的金属是（　　）
   A．钠　　　　　　　　B．钾
   C．镁　　　　　　　　D．铜

9. 为了检验某 $FeCl_2$ 溶液是否变质，可加入的试样是（　　）
   A． NaOH 溶液　　　　B．铝片
   C． KSCN 溶液　　　　D．石蕊试液

10. 区分 NH_4Cl、$(NH_4)_2SO_4$、NaCl、Na_2SO_4 四种溶液，可选择的试剂是（　　）
    A．氯化钡　　　　　　B．氢氧化钡
    C．氨水　　　　　　　D．氢氧化钠

（包雅丽）

第3章

溶 液

溶液对于我们来说都非常熟悉，其定义是指一种或多种物质分散在另一种物质里，所形成的均匀、稳定、透明的混合物。在日常生活和医药上溶液随处可见，比如人体的新陈代谢、食物的消化和吸收、营养物质的运送及废物的排泄等均在溶液中进行，还有人和动物的血液、组织间液、淋巴液及临床上应用的注射液等也都是溶液。

第一节 物 质 的 量

【知识要点】

物质的量及其单位

摩尔质量

一、物质的量及其单位

（一）物质的量

以一定数目的粒子为集体且与这些粒子数成正比的物理量。用符号"n"表示，是国际单位制的七个基本物理量之一。

注意表示物质的量时，微粒的种类要用括号或下角标的形式标出。

比如：

氢原子的物质的量，表示为 n（H）或 n_H；

氮气的物质的量，表示为 n（N_2）或 n_{N_2}；

水的物质的量，表示为 n（H_2O）或 n_{H_2O}；

（二）物质的量的单位

物质的量的国际单位是"摩尔"，简称"摩"，用"mol"表示。在使用摩尔时，必须指明微粒的种类。

经实验验证，1mol 粒子的数目是 $0.012kg^{12}C$ 中所含的碳原子数目，约为 6.02×10^{23} 个。这个数值是由意大利科学家阿伏伽德罗发现的，因而 1mol 粒子的数目又叫阿伏伽德罗常数，符号为 N_A，单位 mol^{-1}。例如：

1 molO 具有 6.02×10^{23} 个氧原子；

1 molH_2 具有 6.02×10^{23} 个氢分子；

1 molH_2O 具有 6.02×10^{23} 个水分子；

由此可见，物质的量相等的任何物质，它们所含的微粒数也一定相等。粒子总数、阿伏伽德罗常数、物质的量三者的关系可以表示为：

$$n = \frac{N}{N_A}$$

二、摩尔质量

（一）摩尔质量

单位物质的量的物质所具有的质量，符号为 M，常用单位为 g/mol。其定义方程式为：

$$M = \frac{m}{n}$$

表示摩尔质量时，同物质的量的表示类似，微粒的种类要用括号或下角标的形式标出。如物质 B 的摩尔质量为 M_B 或 $M(B)$。

由摩尔质量的定义方程式可以推知，物质的量、摩尔质量及质量之间也满足如下关系：

$$m = n \cdot M \text{ 或 } n = \frac{m}{M}$$

（二）有关物质的量和摩尔质量的计算

【例 3-1】80gNaOH 的物质的量是多少？

解：∵ $M(NaOH) = 40g/mol$，$m(NaOH) = 80g$

∴ $n(NaOH) = \dfrac{m(NaOH)}{M(NaOH)} = \dfrac{80g}{40g/mol} = 2mol$

答：80gNaOH 的物质的量是 2mol。

【例 3-2】$2molH_2O$ 的质量是多少？

解：∵ $M(H_2O) = 18g/mol$，$n(H_2O) = 2mol$

∴ $m(H_2O) = M(H_2O) \cdot n(H_2O) = 18g/mol \times 2mol = 36g$

答：$2molH_2O$ 的质量是 36g。

知识应用

计算下列物质的摩尔质量：Fe　HCl　CO　$C_6H_{12}O_6$　NaCl

三、气体摩尔体积

（一）摩尔体积

单位物质的量的物质所具有的体积，符号为 V_m。固态物质及液态物质的单位常用 cm^3/mol，气体物质的摩尔体积单位常用 L/mol。

固态及液态物质微粒间的距离是很微小的，在微粒数相同的情况下固态、液态物质的体积主要取决于原子、分子或离子本身的大小。如表 3-1 列出了几种物质在常温下的摩尔体积。

表 3-1　几种固态和液态物质的摩尔体积

物质的名称	密度（ρ）（g/cm³）	摩尔质（M）（g/mol）	摩尔体（V_m）（cm³/mol）
Fe	7.86	56	7.1
Al	2.70	27	10.0
H_2O	0.998	18	18.0
H_2SO_4	1.83	98	53.6

（二）气体摩尔体积

气态物质体积的大小与固态、液态物质有所不同，由于气态分子在较大空间里迅速地运动，气体分子间有较大的距离，因而气态物质体积主要决定于分子数目和分子间的平均距离。于是同温同压下，相同体积的任何气体都具有相同数目的分子，即阿伏伽德罗定律。

一些气体在标准状况（温度为 273.15K、101.325 kPa）下的摩尔体积见表 3-2。

表 3-2　几种气体在标准状况下的摩尔体积

物质	密度（ρ）（g/L）	摩尔质量（M）（g/mol）	摩尔体积（V_m）（L/mol）
O_2	1.429	32.0	22.4
H_2	0.0899	2.016	22.4
N_2	1.251	28.0	22.4

由表可见，气体摩尔体积指标准状况下，1 mol 任何气体所占有体积均为 22.4L，可记为 $V_{m,0}=22.4$ L/mol

对于气态物质，标准状况下所占据的体积（V）、物质的量（n）与气体摩尔体积（$V_{m,0}$）之间的关系：

$$n=\frac{V}{V_{m,0}} 或 V=n \cdot V_{m,0}$$

【知识归纳】

知识点	知识内容
物质的量及其单位	以一定数目的粒子为集体且与这些粒子数成正比的物理量，单位是"摩尔"，用"mol"表示
摩尔质量	单位物质的量的物质所具有的质量，符号为 M，常用单位为 g/mol
气体摩尔体积	标准状况下，1 mol 任何气体所占有体积均为 22.4L，可记为 $V_{m,0}=22.4$ L/mol

第二节　溶液的浓度及配制和稀释

【知识要点】

溶液的浓度

溶液的配制和稀释

溶液都要求有规定的浓度，比如人体各部分体液都有各自相对稳定的成分和含量，这对于维持人体正常生理功能非常重要。如果体液的成分和含量有所改变时，人体就会出现不舒服或产生疾病。临床上给患者补液时需注意溶液的浓度，浓度过大或过小都将产生严重后果，甚至会危及生命。

一、溶液的浓度

溶液的浓度是指一定量的溶液（或溶剂）中所含溶质的量。溶液的浓度有多种表示方法，医学上常用以下四种方法。

（一）物质的量浓度

溶液中溶质 B 的物质的量除以溶液的体积，用符号 C_B 或 C（B）表示，定义表达式为 $C_B = \dfrac{n_B}{V}$，化学和医学上常用 mol/L、mmol/L 或 μmol/L。如氯化钠的物质的量浓度记作 C_{NaCl} 或 C（NaCl）。

【例3-3】临床上要配制 100ml 生理盐水，需要 NaCl 多少克？

解：∵ M（NaCl）＝58.5g/mol，V＝100ml＝0.1L，C（NaCl）＝0.154mol/L

$$C_{NaCl} = \frac{n_{NaCl}}{V}$$

∴ m_{NaCl}＝C（NaCl）·V·M（NaCl）＝0.154mol/L×0.1L×58.5g/mol＝0.9g

答：临床上要配制 100ml 生理盐水，需要 NaCl 0.9 克。

【例3-4】临床上纠正酸中毒时，常用乳酸钠（$NaC_2H_5O_3$）注射液。其规格是每支 20ml 注射液中乳酸钠 2.24g，该注射液的物质的量浓度是多少？

解：已知 m（$NaC_2H_5O_3$）＝2.24g　M（$NaC_2H_5O_3$）＝112g/mol

∵ $n_B = \dfrac{m_B}{M_B}$

∴ n（$NaC_2H_5O_3$）＝$\dfrac{m（NaC_2H_5O_3）}{M（NaC_2H_5O_3）}$＝$\dfrac{2.24g}{112g/mol}$＝0.02mol

∵ $C_B = \dfrac{n_B}{V}$

∴ c（$NaC_2H_5O_3$）＝$\dfrac{n（NaC_2H_5O_3）}{V}$＝$\dfrac{0.02mol}{0.02L}$＝1mol/L

答：该乳酸钠注射液的物质的量浓度是 1mol/L。

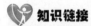

知识链接

临床上溶液浓度的表示

世界卫生组织（world health organization，WHO）建议，在医学上凡是已知相对分子量的物质，都要用物质的量浓度来表示；凡是被测物质为未知确切化学结构的化合物或混合物时，都要用质量浓度表示。在绝大多数情况下，注射液的标签上应同时标明溶液的物质的量浓度和质量浓度。

（二）质量浓度

溶液中溶质 B 的质量除以溶液的体积。用符号 ρ_B 或 ρ（B）表示，定义表达式为 $\rho_B = \dfrac{m_B}{V}$，化学和医学上常用 g/L、mg/L 或 μg/L。

注意：为了区别密度符号 ρ，书写质量浓度符号时，微粒的种类要用括号或下角标的形式标出。如氯化钠的质量浓度记作 ρ_{NaCl} 或 ρ（NaCl）。

【例3-5】280mmol/L 的葡萄糖（$C_6H_{12}O_6$）静脉注射液，其质量浓度是多少？

解：已知 c（$C_6H_{12}O_6$）＝280mmol/L＝0.28mol/L

M（$C_6H_{12}O_6$）＝180g/mol

因为 $C_B=\dfrac{n_B}{V}=\dfrac{\dfrac{m_B}{M_B}}{V}=\dfrac{m_B}{M_B V}=\dfrac{\rho_B}{M_B}$

则 ρ（$C_6H_{12}O_6$）$=C_{C_6H_{12}O_6}\cdot M_{C_6H_{12}O_6}=0.28$ mol/L$\times180$ g/mol$=50.4$g/L

答：280mmol/L 的葡萄糖（$C_6H_{12}O_6$）静脉注射液，其质量浓度是 50.4 g/L。

【例 3-6】临床注射用生理盐水的规格是 0.5L，生理盐水中含 NaCl 4.5g，问生理盐水的质量浓度是多少？

解：$\because$ m（NaCl）$=4.5$g，V$=0.5$L

$\rho_{NaCl}=\dfrac{m_{NaCl}}{V}=\dfrac{4.5g}{0.5L}=9$g/L

答：生理盐水的质量浓度是 9g/L。

（三）体积分数

溶液中溶质 B 的体积除以溶液的体积。用符号 φ_B 或 φ（B）表示，定义表达式为 $\varphi_B=\dfrac{V_B}{V}$。

注意，溶质为液态时，溶质和溶液的体积单位必须一致。表示量值时，小数、分数均可。如消毒酒精的体积分数可记为 $\varphi_B=0.75$ 或 $\varphi_B=75\%$。

【例 3-7】95ml 无水酒精加水配成 100ml 药用酒精溶液，求该酒精溶液中酒精的体积分数。

解：$\because$ V$=100$ml $V_B=95$ml

$\varphi_B=\dfrac{V_B}{V}$

$\therefore \varphi_B=\dfrac{95ml}{100ml}=0.95$

答：该酒精溶液中酒精的体积分数是 0.95。

【例 3-8】配制 $\varphi_B=0.50$ 的甘油溶液 200ml，需要甘油多少毫升？

解：$\because$ V$=200$ml $\varphi_B=0.50$

$\varphi_B=\dfrac{V_B}{V}$

$\therefore V_B=\varphi_B\times V=0.50\times200ml=100ml$

答：配制 $\varphi_B=0.50$ 的甘油溶液 200ml，需要甘油 100 毫升。

（四）质量分数

溶液中溶质 B 的质量除以溶液的质量。用符号 ω_B 或 ω（B）表示，定义表达式为 $\omega_B=\dfrac{m_B}{m}$。

注意，溶质和溶液的质量单位必须一致。表示量值时，小数、分数均可。如浓盐酸的质量分数可记为 $\omega_B=0.37$ 或 $\omega_B=37\%$。

【例 3-9】配制 $\omega_B=0.37$ 的盐酸溶液 200 克，需要盐酸多少克？

解：$\because$ m$=200$g $\omega_B=0.37$

$\omega_B=\dfrac{m_B}{m}$

$\therefore m_B=\omega_B\times m=0.37\times200g=74g$

答：配制 $\omega_B=0.37$ 的盐酸溶液 200g，需要盐酸 74g。

二、溶液的配制和稀释

（一）溶液的配制

1. 一定质量溶液的配制（如质量分数溶液的配制）。

2．一定体积溶液的配制（如物质的量浓度、质量浓度及体积分数溶液的配制）以上这两种方法配制溶液的操作步骤如图3-1所示：

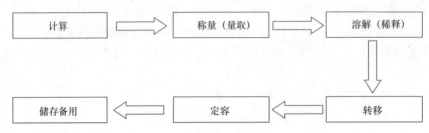

图 3-1　溶液的配制步骤

如配制 500ml 质量浓度为 6g/L 的氯化钠溶液

（1）计算：氯化钠：$\because \rho_B = \dfrac{m_B}{V}$　　　$\therefore m_B = \rho_B \times V = 0.500L \times 6g/L = 3g$

（2）称量：用托盘天平称量 3g 氯化钠，放入烧杯中。

（3）溶解：加入适量的水用玻璃棒搅拌，使氯化钠完全溶解。

（4）转移：将全部溶解的氯化钠溶液转移到 500ml 容量瓶中，再用少量蒸馏水洗涤烧杯 2～3 次，再将洗涤液全部转移到容量瓶中。

（5）定容：向容量瓶中加水至 500ml 刻度线下 1～2cm 处，改用胶头滴管滴加蒸馏水至液面与刻度线相切。

（6）储存备用：将配制好的溶液转移到试剂瓶中，贴好标签备用。

（二）溶液的稀释

向浓溶液中加入一定量的溶剂，使浓溶液变成稀溶液的过程。溶液稀释的特点是稀释前后溶质的量保持不变，因而可以得到四个稀释公式：

$$C_{B1} \times V_1 = C_{B2} \times V_2$$
$$\rho_{B1} \times V_1 = \rho_{B2} \times V_2$$
$$\varphi_{B1} \times V_1 = \varphi_{B2} \times V_2$$
$$\omega_{B1} \times V_1 = \omega_{B2} \times V_2$$

由浓溶液配制稀溶液的操作步骤如图3-2：

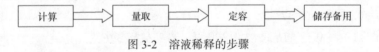

图 3-2　溶液稀释的步骤

如配制 $\varphi_B = 0.20$ 的甘油溶液 500ml，需要 $\varphi_B = 0.50$ 的甘油多少毫升？

（1）计算：$\because \varphi_{B1} \times V_1 = \varphi_{B2} \times V_2$　　　$0.20 \times 500ml = 0.50 \times V_2$

　　　　$\therefore V_2 = 200ml$

（2）量取：用 500ml 量筒量取 200ml 的甘油。

（3）定容：向容量瓶中加水至 500ml 刻度线下 1～2cm 处，改用胶头滴管滴加蒸馏水至液面与刻度线相切。

（4）储存备用：将配制好的溶液转移到试剂瓶中，贴好标签备用。

知识应用

请说出质量分数与体积分数的区别

【知识归纳】

知识点	知识内容
溶液的浓度	四种表示方法：①物质的量浓度；②质量浓度；③体积分数；④质量分数
溶液的配制和稀释	1. 溶液的配制 2. 溶液的稀释 $C_{B1} \times V_1 = C_{B2} \times V_2$ $\rho_{B1} \times V_1 = \rho_{B2} \times V_2$ $\varphi_{B1} \times V_1 = \varphi_{B2} \times V_2$ $\omega_{B1} \times V_1 = \omega_{B2} \times V_2$

第三节　胶体溶液及高分子溶液

【知识要点】

分散系

胶体溶液

高分子溶液

一、分　散　系

分散系是指一种或多种物质以细小粒子，分散在另一种物质中所形成的体系。分散相指被分散的物质，分散介质指容纳分散相的物质。根据分散相粒子直径的大小，分散系分为三类，见表3-3。

表 3-3　三类分散系

分散系	分子或离子分散系（溶液）	胶体分散系（溶胶和高分子溶液）	粗分散系（悬浊液和乳状液）
直径	<1nm	1～100nm	>100nm
主要特征	单个分子或离子、均一、透明、稳定，扩散快，能透过滤纸和半透膜	分子集合体或单个高分子，扩散慢，能透过滤纸，不能透过半透膜；溶胶较均一、较透明、较稳定；高分子均一、透明、稳定	固体粒子和小液滴，不能透过滤纸和半透膜，不扩散、不均一、不透明、不稳定
典型实例	食盐水、碘酒	氢氧化铁溶胶、蛋白质溶液、血液	泥水、牛奶

二、胶　体　溶　液

分散相粒子直径介于1～100nm的分散系。这里主要讲解溶胶（固态分散相分散于液态分散介质中所形成的胶体溶液）的特性。

1. 丁铎尔现象如图3-3和图3-4所示。

演示实验：在暗处用激光笔（手电筒）照射以上两种物质，现象有何不同？能否区分溶液和溶胶？

实验结果表明，氢氧化铁胶体在与光垂直方向可以看到一条明亮的光路，而硫酸铜溶液没

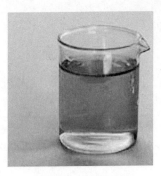
图 3-3   硫酸铜溶液

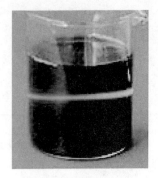
图 3-4   氢氧化铁溶胶

有此现象，这种方法可以区分溶液和溶胶，也证明了丁铎尔现象本质是光的散射。

 知识应用

请同学们举出生活中丁铎尔现象的实例。

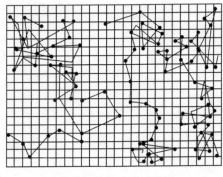
图 3-5   布朗运动示意图

2．布朗运动   定义是胶体粒子在分散介质中受到不同的合力所做的无规则运动。由图 3-5 可以看出胶体粒子不停地在做无规则运动。

3．电泳   胶体粒子在外电场的作用下定向的向阳极或阴极移动所产生的现象。

演示实验：在一支 U 形管中加入红棕色的氢氧化铁胶体，管的两端插入电极，通上直流电，观察现象。

实验结果表明，阴极附近溶胶颜色逐渐加深，说明氢氧化铁胶粒带正电荷。电泳现象证明了胶粒带电，可以根据电泳方向判断胶粒带有何种电荷。电泳技术广泛应用在蛋白质、氨基酸及核酸的分离和鉴定等各个方面。

 知识链接

胶 体 应 用

胶体在日常生活和生产中应用较为广泛，比如静电除尘、土壤的保肥、石膏或卤水点豆腐、制造果冻和皮冻、明矾净水原理、江河入海处形成沙洲、使用蓝色墨水的钢笔抽黑色墨水容易堵塞和喝豆浆放糖不放盐等。

4．溶胶的稳定性和聚沉

（1）溶胶的相对稳定性：溶胶具有相对稳定性的主要原因有两点：①胶粒带电；②水化膜的存在。

（2）溶胶的聚沉：为了促使胶粒聚沉成大的颗粒，采用以下三种方法：①加入电解质；②加入带相反电荷的溶胶；③加热。

三、高分子溶液

相对分子量在几万，甚至高达几百万的大分子物质，称为高分子化合物，溶解高分子化合物的溶液就称为高分子溶液。由于高分子溶液分散相组成和结构不同于溶胶粒子，所以高分子溶液具有一些特殊性质。

（一）高分子溶液的特性

1. 稳定性大　高分子常含有许多亲水基的自身分子结构特点决定了它具有较大的稳定性。
2. 黏度较大　一方面高分子化合物具有链状或分支状结构，它们相互交织牵引介质使其流动困难。另一方面它们具有高度溶剂化能力。如淀粉、糊精、蛋白质溶液常作黏合剂就是应用了这一性质。

（二）高分子溶液对溶胶的保护作用

在溶胶中加入适量的高分子溶液使溶胶的稳定性显著增大的现象。保护作用原理：①高分子化合物的链状且能卷曲的线型分子结构，使其易于被吸附在胶粒表面形成一个保护层；②高分子化合物超强的溶剂化能力，使其表面形成了一层溶剂化膜，这就阻止了胶粒之间的聚合，使溶胶的稳定性明显增加。

【知识归纳】

知识点	知识内容
分散系	一种或多种物质以细小粒子，分散在另一种物质中所形成的体系
胶体溶液	分散相粒子直径介于1～100nm的分散系
高分子溶液	相对分子量在几万，甚至高达几百万的大分子化合物，称为高分子化合物，溶解高分子化合物的溶液就称为高分子溶液

第四节　溶液的渗透压

【知识要点】
渗透现象和渗透压
渗透压与溶液浓度的关系
渗透压在医学上的意义

为什么人体体液的一定的成分及分布和容量能维持人体正常生理功能，原因是体液的渗透压所起的调节作用。临床上给病人大量补液时要特别注意溶液的浓度，这也与溶液的渗透压有关。

一、渗透现象和渗透压

假若在浓度较大的蔗糖溶液的液面上加一层清水，不做任何机械振动的情况下放置一段时间，整个体系会变得均匀，浓度一致，这个过程称为扩散。扩散现象发生在任何纯溶剂和溶液或两种不同浓度的溶液之间。如果将纯水与蔗糖溶液用半透膜隔开，效果如图3-6。

水和蔗糖溶液就会发生液面变化，效果如图3-7；但是当液面上升到一定高度时，将保持恒定。

半透膜是一种只允许较小的溶剂分子（H_2O分子）通过，而不允许溶质分子通过的薄膜。例如：细胞膜、膀胱膜、肠衣、鸡蛋衣、毛细血管壁等。如图3-8所示。

上述蔗糖溶液和纯水之间发生了渗透现象，渗透现象是指溶剂分子借助半透膜从纯溶剂进到溶液（或由稀溶液进到浓溶液）的过程，简称渗透。渗透现象的发生必须满足以下两个条件：①有半透膜存在；②半透膜两侧溶液有浓度差。有时为了阻止渗透现象的发生，在溶液液面上

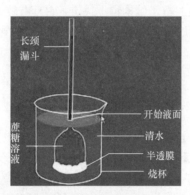

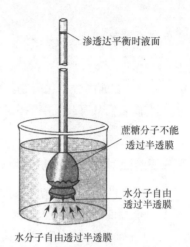

图 3-6　用半透膜隔开的纯水与蔗糖溶液　　图 3-7　液面变化图

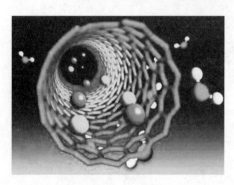

图 3-8　半透膜

方外加一压力，这一压力就是溶液所具有的渗透压。单位为帕（Pa）或千帕（KPa），不同浓度溶液的渗透压大小不同。

二、渗透压与溶液浓度的关系

渗透压与溶液浓度的关系，是 1886 年由荷兰化学家范特荷夫根据实验结果提出的，即渗透压定律。其内容是稀溶液的渗透压大小与单位体积溶液中溶质粒子的数目（分子或离子）及绝对温度成正比，而与溶质的性质无关。

$$\Pi = \frac{n_B RT}{V} = C_B RT$$

Π 为溶液的渗透压，单位为 kPa；R 为气体常数 [8.314kPa·L/（mol·K）]；需要指出这个公式适用于非电解质的稀溶液。由于电解质和非电解质的渗透浓度 [溶液中起渗透作用的粒子总浓度称为渗透浓度（Cos），常用单位是 mmol/L] 不同，所以电解质溶液应用此公式：

$$\Pi = iC_B RT$$

三、渗透压在医学上的意义

（一）等渗、低渗、高渗溶液

在相同温度下，两种渗透压相等的溶液称为等渗溶液。对于两种渗透压不同的溶液，渗透压相对高的溶液叫作高渗溶液，渗透压相对低的溶液叫作低渗溶液。医学上的等渗、低渗、高渗溶液是借助血浆总渗透压来划分的。临床上规定的等渗溶液为（Cos）在 280～320mmol/L 范围内的溶液；（Cos）低于 280 mmol/L 的溶液为低渗溶液；（Cos）高于 320 mmol/L 的溶液为高渗溶液。

 知识应用

临床上常用的等渗溶液：0.154 mol/L NaCl 溶液（生理盐水），0.278 mol/L 葡萄糖溶液，0.149 mol/L 碳酸氢钠溶液，通过计算渗透浓度，来比较它们和血浆渗透压的关系。

（二）渗透压在医学上的意义

临床上大量输液时一定要输等渗溶液来维持正常的血液渗透压，原因可以用红细胞在不同浓度的氯化钠溶液中的形态变化来解释，如图 3-9 所示。

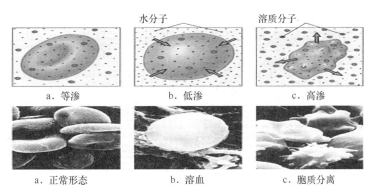

图 3-9　红细胞在不同浓度氯化钠溶液中的形态

临床上为了治疗上的某种需要，有时也会用高渗溶液作静脉注射。注射时应注意，用量要适量，注射速度要慢，避免造成局部高渗引起红细胞皱缩。临床上常用的高渗溶液：2.78mol/L（500g/L 即 50%）葡萄糖溶液，0.60mol/L（50g /L）$NaHCO_3$ 溶液，0.278mol/L 葡萄糖—氯化钠溶液。

人体血浆中含有多种无机盐离子（Na^+、K^+ 等）和小分子物质，医学上把它们称为晶体物质，由它们产生的渗透压称为晶体渗透压。人体血浆中含有的多种高分子物质（各种蛋白质）医学上把它们称为胶体物质，由它们产生的渗透压称为胶体渗透压。这两种渗透压构成了血浆渗透压。

 知识链接

透析（hemodialysis）

人体的肾是特殊的，它能使代谢过程中产生的废物经渗透通过尿液排出体外，而将有用的蛋白质保留在肾小球内，肾功能障碍病人由于血液中多种代谢废物，如尿素、尿酸和肌氨酸酐等不能随尿液排出体外，就需要按时做血液透析排出废物。透析也是一种渗透作用，透析装置中的半透膜管阻止红细胞和蛋白质通过，小分子盐类、葡萄糖、代谢废物均可透过。在透析液中溶解各种人体必需的盐类和葡萄糖，血液经过体外循环便得以净化。

【知识归纳】

知识点	知识内容
渗透现象和渗透压	溶剂分子借助半透膜从纯溶剂进入溶液（或由稀溶液进入浓溶液）的过程
渗透压与溶液浓度的关系	有时为了阻止渗透现象的发生，在溶液液面上方外加一压力，这一压力就是溶液所具有的渗透压
	$$\Pi = \frac{n_B RT}{V} = C_B RT$$ $$\Pi = iC_B RT$$
渗透压在医学上的意义	临床上大量输液时一定要输等渗溶液来维持正常的血液渗透压

目标检测

一、名词解释

1. 物质的量　　2. 渗透

3. 渗透压　　　4. 分散系

5. 物质的量浓度

二、填空题

1. $60gH_2SO_4$ 的物质的量为_____，硫酸分子的数目为_____。

2. 物质的量的单位是_____，摩尔质量的符号是_____。

3. 阿伏伽德罗常数的符号是_____，其数量是_____。

4. $1molO_2$ 的质量是_____，$1.5molNaOH$ 的质量是_____。

5. $9.03×10^{23}$ 个 H_2O 的物质的量为_____。

三、选择题

1. 下列关于摩尔质量的说法正确的是（　　）

　A. 氯气的摩尔质量是 71 克

　B. 氯化氢的摩尔质量为 36.5g/mol

　C. 1 摩氢气的质量为 1 克

　D. O_2 的摩尔质量为 16g/mol

2. 设 N_A 表示阿伏伽德罗常数，下列说法中正确的是（　　）

　A. N_A 个 N_2 分子和 N_A 个 CO 分子质量比为 1∶1

　B. 1 mol H_2O 的质量等于 N_A 个 H_2O 质量的总和

　C. 在任何条件下 1mol H_2 所含的原子数为 N_A

　D. 1mol H_2SO_4 中所含的粒子数目一定是 N_A

3. 下列说法正确的是（　　）

　A. 1mol 任何物质都含有约 $6.02×10^{23}$ 个原子

　B. $0.012kg^{12}C$ 约含有 $3.02×10^{23}$ 个碳原子

　C. 使用物质的量时，应用化学式指明粒子的种类

　D. 1mol H_2 的质量是 1g

4. 判断下列叙述正确的是（　　）

　A. 标准状况下，1mol 任何气态物质的体积都约为 22.4L

　B. 1mol 任何气体所含分子数都相同，体积也都约为 22.4L

　C. 在常温常压下金属从盐酸中置换出 $1molH_2$ 转移电子数为 $1.204×10^{24}$

　D. 在同温同压下，相同体积的任何气体单质所含原子数目相同

5. 下列说法中，正确的是（　　）

　A. $1molO$ 的质量是 32g/mol

　B. OH^- 的摩尔质量是 17g

　C. $1molH_2O$ 的质量是 18g/mol

　D. CO_2 的摩尔质量是 44g/mol

6. 钠的摩尔质量是（　　）

　A. 23　　　　　　　B. 23g

　C. 23mol　　　　　D. 23g/mol

7. 在下列物质中，其物质的量为 0.2mol 的是（　　）

　A. 2.2g CO_2　　　B. 3.6g H_2O

　C. 3.2g O_2　　　　D. 49g H_2SO_4

四、计算题

1. 计算 9g/L NaCl 溶液及 50g/L 葡萄糖溶液的渗透浓度，并判断这两种溶液是等渗、低渗还是高渗溶液？

2. 现需配制 300ml 生理盐水，问需称取纯净氯化钠多少克？

3. 标准状况下，2.2g 某气体含有 $3.01×10^{23}$ 个分子，试写出该物质的化学式量并写出分子式。

（鞠丽颖）

第4章

电解质溶液

我们人体体液中的多数无机盐常以离子形式存在，因而体液就是电解质溶液，这些电解质离子不仅维持体液平衡及酸碱平衡，而且其含量也与人体的许多生理及病理现象有关。

电解质是指在溶液或熔融状态下能导电的化合物，电解质分为强电解质和弱电解质。

第一节　弱电解质的电离平衡

【知识要点】

强电解质和弱电解质

弱电解质的电离平衡

一、强电解质和弱电解质

演示实验：如图 4-1 所示，在 5 个烧杯中分别加入浓度为 0.5mol/L 的盐酸、醋酸、氢氧化钠溶液、氯化钠溶液和氨水，连接电源，观察灯泡的明亮程度并说出产生这种现象的原因。

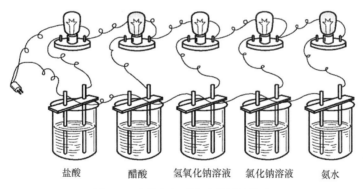

盐酸　　　醋酸　　氢氧化钠溶液　　氯化钠溶液　　氨水

图 4-1　比较电解质溶液的导电能力

实验结果是用盐酸、氢氧化钠溶液、氯化钠溶液连接的灯泡较亮，说明这三种溶液的导电能力强；用醋酸、氨水连接的灯泡较暗，说明这两种溶液的导电能力弱。以上实验结论说明电解质溶液能导电的原因是有自由移动的离子。根据导电能力的强弱将电解质分为强电解质和弱电解质。

（一）强电解质

指在水溶液中全部电离成阴、阳离子的电解质。强酸、强碱和大部分的盐都属于强电解质，强电解质电离过程是不可逆的，电离方程式用"$=\!=\!=$"表示。例如：

$$KCl =\!=\!= K^+ + Cl^-$$
$$KCl =\!=\!= H^+ + Cl^-$$

（二）弱电解质

指在水溶液中部分电离成阴、阳离子的电解质。弱酸、弱碱和少数的盐都属于弱电解质，弱电解质电离过程是可逆的，电离方程式用"$\rightleftharpoons$"表示。例如：

$$CH_3COOH \rightleftharpoons CH_3COO^- + H^+$$

 知识应用

判断下列电解质的强弱，并写出电离方程式。$BaCl_2$　HNO_3　$NaOH$　$Ca(NO_3)_2$　H_2CO_3

二、弱电解质的电离平衡

（一）电离平衡

一定条件下，当电解质分子电离成离子的速率和离子重新结合成分子的速率相等时，电离过程就达到了平衡状态，这就叫弱电解质的电离平衡。其特征是①电离平衡是动态平衡；②平衡时，正逆反应速率相等，且各物质的浓度保持不变；③当外界条件改变时，电离平衡会发生移动。弱电解质的电离平衡如图4-2所示。

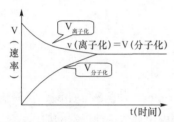

图 4-2　弱电解质的电离平衡示意图

（二）电离度

弱电解质达到电离平衡时，已电离的弱电解质分子数和原有的弱电解质分子总数的比值，常用 α 表示。

$$\alpha = \frac{\text{已电离的弱电解质分子数}}{\text{弱电解质分子总数}} \times 100\%$$

在相同条件下，α 值大小表示弱电解质的强弱程度。几种常见的弱电解质的电离度见表4-1。

不同弱电解质的电离度不同。电解质越弱，电离度越小。因此可以用电离度来比较弱电解质的相对强弱。

弱电解质的电离不仅受到电解质的结构影响，还受到溶剂性质、溶液温度和溶液浓度的影响。温度越高，溶液浓度越小，电离度就越大，反之亦然。

表 4-1　几种常见的弱电解质的电离度

电解质	化学式	电离度（%）
氢氰酸	HCN	0.01
氨水	$NH_3 \cdot H_2O$	1.33
碳酸	H_2CO_3	0.07

（三）电离平衡的移动

改变弱电解质电离平衡的条件，使弱电解质由原来的电离平衡到达新的电离平衡的过程，称为电离平衡的移动。影响电离平衡移动的因素如下：

1. 浓度　加水稀释，电离平衡向电离方向移动，即溶液浓度越小，弱电解质越易电离。
2. 温度　升温，电离平衡向电离方向移动（电离一般要吸热）。

知识链接

电解质饮料即矿物质饮料。饮料中不仅含有水还含有大量的电解质，其作用是补充人体新陈代谢的消耗、缓解疲劳、有利于排出有害物质等。市售的电解质饮料有脉动、宝矿力水特、佳得乐等，电解质饮料并不是所有人都适合饮用。心脏病、高血压患者以及儿童最好不要饮用。

【知识归纳】

知识点	知识内容
强电解质	在水溶液中全部电离成阴、阳离子的电解质
弱电解质	在水溶液中部分电离成阴、阳离子的电解质
电离平衡	一定条件下，当电解质分子电离成离子的速率和离子重新结合成分子的速率相等时，电离过程就达到了平衡状态
电离度	弱电解质达到电离平衡时，已电离的弱电解质分子数和原有的弱电解质分子总数的比值，常用 α 表示
电离平衡的移动	改变弱电解质电离平衡的条件，使弱电解质由原来的电离平衡到达新的电离平衡的过程

第二节　溶液的酸碱性

【知识要点】

水的电离

溶液的酸碱性和 pH

一、水 的 电 离

用精密的实验仪器测试，发现水是极其微弱的电解质（图 4-3），电离方程式如下：

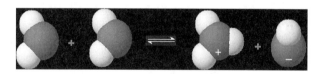

图 4-3　水的电离

可以简写为：$H_2O \rightleftharpoons H^+ + OH^-$

其他条件不变，通过改变温度进行了大量实验，结果显示在 t＝25℃时，1L 纯水中只有 1×10^{-7}mol 的水发生了电离。通过电离方程式可以得出 $[H^+] = [OH^-] = 1 \times 10^{-7}$mol/L，根据平衡常数公式计算出水的电离平衡常数 K_W 为 1×10^{-14}，K_W 也称为水的离子积常数，简称水的离子积。实验结果证明了 K_W 的变化只与温度有关。

 知识链接

水在人体内的生理作用

水是生命之源。人之所以离不开水，是因为水具有调节人体温度，参与新陈代谢，补充体液，维持体内酸碱平衡的功能。人体通过各种渠道摄入的水分可以输送糖分、电解质、氧气等营养物质到身体的各个器官，并通过排泄汗水和尿液，把血液中的废物排出体外。

二、溶液的酸碱性和 pH

（一）溶液的酸碱性

上述实验表明，t＝25℃时，$[H^+] = [OH^-] = 1 \times 10^{-7}$mol/L，溶液为中性。

如果此时向纯水中加入强酸（HCl），由于 C（H^+）增大，水的电离平衡逆向进行，C（OH^-）减少，$[H^+] > [OH^-]$，溶液为酸性；如果此时向纯水中加入强碱（NaOH），由于 C（OH^-）增大，水的电离平衡逆向进行，C（H^+）减少，$[H^+] < [OH^-]$，溶液为碱性。

t=25℃时，总结如下：

[H⁺] = [OH⁻] =1×10⁻⁷mol/L，溶液为中性；

[H⁺] >1×10⁻⁷mol/L> [OH⁻]，溶液为酸性；

[H⁺] <1×10⁻⁷mol/L< [OH⁻]，溶液为碱性。

 知识应用

请说出含有 H⁺ 的溶液一定是酸，含 OH⁻ 的溶液一定是碱吗？

（二）pH

在实际应用中 H⁺ 的浓度较低，当 H⁺ 的浓度小于 1mol/L 时，应用起来较为困难，为了计算和书写方便引用了 pH，其定义是指溶液中 H⁺ 浓度的负对数，即

$$pH=-\lg [H^+]$$

如：[H⁺] =1×10⁻²mol/L，$pH=-\lg [H^+] =-\lg [1×10^{-2}] =2$；

[H⁺] =1×10⁻¹¹mol/L，$pH=-\lg [H^+] =-\lg [1×10^{-11}] =11$。

溶液的酸碱性与 pH 之间关系如下：

pH=7 溶液为中性；

pH>7 溶液为碱性；

pH<7 溶液为酸性。

[H⁺] 与 pH 的关系如图 4-4 所示：

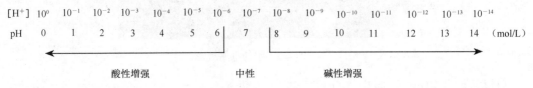

图 4-4 [H⁺] 与 pH 的关系

图 4-4 可以看出三方面内容：① pH 的适用范围；② pH 越小酸性越强，pH 越大碱性越强；③当 [H⁺] ≥1mol/L 时，直接用 H⁺ 的浓度来表示溶液的酸碱性更方便。

pH 的应用较为广泛，比如工农业生产和科学实验中常常涉及溶液的酸碱性；人们的生活健康也与溶液的酸碱性有关；酸碱中和滴定中溶液 pH 变化（借助酸碱指示剂的颜色变化）是判断滴定终点的依据等。pH 不仅应用广泛，而且在医学和生物学上也具有非常重要的意义。如生物体中一些生物化学反应的正常进行，要求必须在一定的 pH 范围；各种生物催化剂 - 酶的活性也受到 pH 的影响。正常人体血液的 pH 维持在 7.35～7.45。人体血液的 pH<7.35 为酸中毒，pH>7.45 为碱中毒，无论是酸中毒还是碱中毒，都会引起不良后果。一般来说，pH 偏离正常范围 0.4 个单位以上就会有生命危险，这时须采取一些措施纠正血液的 pH。静脉输液时溶液的 pH 相差不应过大，以免造成血液 pH 的变化。几种人体体液的 pH 如图 4-5 所示。

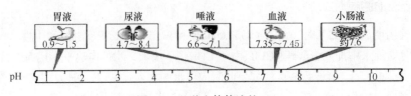

图 4-5 几种人体体液的 pH

【知识归纳】

知识点	知识内容
水的电离	在 t=25℃时，$K_w=1\times10^{-14}$，实验结果证明了 K_w 的变化只与温度有关
溶液的酸碱性	$[H^+]=[OH^-]=1\times10^{-7}mol/L$，溶液为中性；
	$[H^+]>1\times10^{-7}mol/L>[OH^-]$，溶液为酸性；
	$[H^+]<1\times10^{-7}mol/L<[OH^-]$，溶液为碱性
pH	pH=7 溶液为中性；
	pH>7 溶液为碱性；
	pH<7 溶液为酸性；

第三节　盐的水解、类型、意义

【知识要点】

盐的水解

盐的水解类型

盐的水解意义

一、盐 的 水 解

演示实验：取 5 支试管，分别加入少量 0.1mol/L 的氯化钠溶液、碳酸钠溶液、醋酸钠溶液、氯化铵溶液和氯化铝溶液，用玻璃棒分别蘸取上述溶液滴到 pH 试纸上，再与标准比色卡对比。

实验结果是氯化钠溶液的 pH=7，显中性；碳酸钠溶液 pH=10，显碱性；醋酸钠溶液 pH=9，显碱性；氯化铵溶液 pH=5，显酸性；氯化铝溶液 pH=3，显酸性。这五种溶液都是盐但是酸碱性却不同，原因涉及盐的水解。

盐的水解是指盐在水溶液中发生了电离，其所电离出的离子跟水所电离出来的 H^+（OH^-）结合形成弱电解质的反应。

通过下列反应，

$$NH_4Ac \Longrightarrow Ac^- + NH_4^+$$
$$H_2O \rightleftharpoons H^+ + OH^-$$
$$\Big\downarrow\Big\uparrow \quad \Big\downarrow\Big\uparrow$$
$$HAc \qquad NH_3\cdot H_2O$$

可以清楚地看出盐的水解的实质。由于生成盐的酸和碱强弱不同，所以盐的类型也不同。

二、盐的水解类型

1. 强酸弱碱盐的水解 - 溶液显酸性　以氯化铵为例讲解其酸性。

$$NH_4Cl \Longrightarrow NH_4^+ + Cl^-$$
$$H_2O \Longrightarrow OH^- + H^+$$
$$\Big\downarrow\Big\uparrow$$
$$NH_3\cdot H_2O$$

由于水电离出的 OH^- 与 NH_4^+ 反应生成了弱电解质 $NH_3 \cdot H_2O$，导致了水的电离平衡正向进行，溶液中 $[H^+] > [OH^-]$ 所以溶液显酸性。

2. 强碱弱酸盐的水解 - 溶液显碱性　以碳酸钠为例讲解其碱性。

$$CH_3COONa \Longrightarrow CH_3COO^- + Na^+$$
$$H_2O \Longrightarrow H^+ + OH^-$$
$$CH_3COOH$$

由于水电离出的 H^+ 与 CH_3COO^- 反应生成了弱电解质 CH_3COOH，导致了水的电离平衡正向进行，溶液中 $[OH^-] > [H^+]$ 所以溶液显碱性。

以上两种类型都属于一强一弱盐的水解，其酸碱性遵循着谁强显谁性的水解规律。

3. 弱酸弱碱盐的水解　此类型盐的水解非常复杂，需要比较弱酸和弱碱的电离常数，这里不做讲解。

4. 强酸强碱盐的水解　不水解，显中性，以氯化钠为例讲解其中性。

$$NaCl \Longrightarrow Cl^- + Na^+$$
$$H_2O \Longrightarrow H^+ + OH^-$$

由于水电离出的 H^+、OH^- 不与 NaCl 电离出的 Cl^-、Na^+ 反应生成弱电解质，致使水电离平衡不移动，溶液中 $[OH^-]$ 与 $[H^+]$ 几乎不变，所以溶液显中性。

综上所述，盐的水解规律总结如下：

有弱才水解，无弱不水解，双弱双水解，双强不水解，谁强显谁性，双强显中性。

书写盐的水解离子方程式时，注意以下几点：

（1）判断是否能产生弱电解质。

（2）水的电离方程式必须用"$\Longrightarrow$"。

（3）盐类水解反应程度比较小，不生成气体、难溶物、难电离物质等。

（4）多元弱酸根分步水解，多元弱碱离子只写一步。

 知识应用

判断下列溶液的酸碱性：Na_2SO_4　$CuSO_4$　NH_4NO_3　$NaHCO_3$

三、盐的水解意义

在日常生活和医药卫生方面，盐的水解应用较为常见，也具有非常重要的意义。如酸中毒是血液中酸太多（或碱太少），通常引起血液中 pH 降低。常见病：肺气肿引起的肺部换气不足；充血型心力衰竭和支气管炎、糖尿病、食用低碳水化合物和高脂肪食物引起的代谢酸增加。根据病因分为代谢性酸中毒和呼吸性酸中毒；碱中毒是血液中碱太多（或酸太少），偶尔引起血液中 pH 上升。常见病：发热、换气过速、摄入过多的碱性物质、严重的呕吐等都会引起血液碱性增加。根据病因分为代谢性碱中毒和呼吸性碱中毒。代谢性酸中毒和碱中毒是由于肾产生和排出酸或碱不平衡引起。呼吸性酸中毒和碱中毒是由肺或呼吸系统疾病引起的。

临床上治疗胃酸过多或代谢酸中毒时，使用碳酸氢钠（$NaHCO_3$）和乳酸钠（$C_3H_5O_3Na$）。原因是两者钠盐水解后显弱碱性；治疗碱中毒使用氯化铵（NH_4Cl），原因是其水解后显弱酸性。

但是盐的水解也会带来不利影响，对于某些药物的保存及配制必须考虑到水解的影响。为什么要密封干燥保存青霉素钠盐和钾盐及巴比妥类等药物？因为是它们容易水解变质。

 知识链接

　　盐的水解应用非常广泛。比如污水的净化处理、草木灰不能与铵态氮肥混合使用、小苏打片治疗胃酸过多、纯碱液可洗涤油污及磨口试剂瓶不能盛放硅酸钠和碳酸钠等方面。

【知识归纳】

知识点	知识内容
盐的水解	盐在水溶液中发生了电离，其所电离出的离子跟水所电离出来的 H^+（OH^-）结合形成弱电解质的反应
盐的水解类型	①强酸弱碱盐的水解；②强碱弱酸盐的水解；③强酸强碱盐的水；④弱酸弱碱盐的水解
盐的水解意义	盐的水解应用较为常见，也具有非常重要的意义。但是盐的水解也会带来不利影响

第四节　缓 冲 溶 液

【知识要点】
缓冲作用和缓冲溶液
缓冲溶液的组成和原理
缓冲溶液在医学上的意义

一、缓冲作用和缓冲溶液

　　演示实验：取 4 支大试管，编号为 1，2，3，4。向 1，2 号试管中各加入 10ml 蒸馏水，向 3，4 号试管中各加入 1mol/L 的 HAc～NaAc 混合液 10ml，用酸度计测出 pH。分别向 1，3 号试管中滴加 1 滴 1mol/LHCl，用酸度计测出 pH。再分别向 2，4 号试管中滴加 1 滴 1mol/LNaOH，用酸度计测出 pH。结果见表 4-2。

表 4-2　溶液的 pH

试管编号	1	2	3	4
pH	7	7	5	5
滴加 1 滴 1mol/LHCl pH	2		4.98	
滴加 1 滴 1mol/L NaOH pH		12		5.02

　　由表 4-3 可以看出，在纯水中加入少量的强酸或强碱，pH 变化明显；在 HAc～NaAc 混合液中加入少量的强酸或强碱，pH 几乎无变化。

　　像这种滴加少量强酸、强碱或适量的水，而使溶液的 pH 几乎无变化的作用，就称为缓冲作用。具有缓冲作用的溶液就称为缓冲溶液。

二、缓冲溶液的组成和原理

（一）缓冲溶液的组成一般分为三类：

1. 弱酸及其强碱盐

HAc（抗碱）-NaAc（抗酸）　HCN（抗碱）-NaCN（抗酸）　H_2CO_3（抗碱）-$NaHCO_3$（抗酸）

2. 弱碱及其强酸盐

$NH_3 \cdot H_2O$（抗酸）-NH_4Cl（抗碱）

3. 多元弱酸的酸式盐及其次级盐

KH_2PO_4（抗碱）-K_2HPO_4（抗酸）　$NaHCO_3$（抗碱）-Na_2CO_3（抗酸）

由缓冲溶液的组成可以看出缓冲溶液之所以具有缓冲作用，是因为加入少量强酸将会与抗酸成分反应，加入少量强碱将会与抗碱成分反应。所以溶液的酸碱性不会受到太大影响。

缓冲溶液中的抗酸成分和抗碱成分互称为缓冲系或缓冲对，它们必须是一对共轭酸碱对。

（二）缓冲作用原理

用 CH_3COOH-CH_3COONa 混合溶液为例讲解作用原理：

$$CH_3COOH \rightleftharpoons H^+ + CH_3COO^-$$
$$CH_3COONa \rightleftharpoons Na^+ + CH_3COO^-$$

通过电离方程式可以看出，溶液中存在大量的 CH_3COOH 和 CH_3COO^-。当加入少量强碱时，CH_3COOH 就会发生电离，电离出的 H^+ 会跟碱反应生成水，直至碱反应完全。CH_3COOH 进一步电离补充消耗掉的 H^+，使溶液的 pH 保持几乎不变；当加入少量强酸时，CH_3COO^- 会跟强酸电离出的 H^+ 反应生成 CH_3COOH，直至强酸反应完全。CH_3COOH 浓度略有增加，CH_3COO^- 浓度略有减少，但溶液中 H^+ 浓度没有太大变化，溶液的 pH 保持几乎不变。所以其原理是溶液中存在抗酸和抗碱成分。

注意：缓冲作用有一定的限度，主要是指加入强酸、强碱及水的量一定要少，否则缓冲作用将消失。

 知识应用

用 $NH_3 \cdot H_2O$-NH_4Cl 的缓冲溶液说明缓冲作用原理

三、缓冲溶液在医学上的意义

在临床上缓冲溶液有着广泛的应用。如微生物的培养、组织切片的染色、血液的保存、药液的配制等都要求稳定的酸碱性。酸碱度一旦不在所需范围，就可能致使实验失败，造成不良后果。为了保持溶液酸碱度的相对稳定，选择适当的缓冲溶液，在生化、药理和病理等实验中非常重要。

人体中缓冲溶液也至关重要。正常人体血液的 pH 在 7.35～7.45。

血液中的缓冲系：

1. 血浆中主要存在着下列缓冲系：

$$\frac{NaHCO_3}{H_2CO_3} \quad \frac{Na_2HPO_4}{NaH_2PO_4} \quad \frac{KHb}{H_2b（血红蛋白）}$$

2. 红细胞中主要存在着下列缓冲系：

$$\frac{NaHCO_3}{H_2CO_3} \quad \frac{K_2HPO_4}{KH_2PO_4} \quad \frac{血浆蛋白钠}{血浆蛋白}$$

血浆中主要的缓冲对为 H_2CO_3～$NaHCO_3$。由肺的呼吸作用和肾的生理功能补偿或调节使血液中的 HCO_3^- 和 CO_2 的浓度保持相对稳定。红细胞中主要的缓冲对为血红蛋白。

知识链接

缓冲溶液在医药上的应用包括很多方面，如保持 pH 的稳定，保持溶液的总离子强度稳定，保证溶液内物质的稳定以及一般酶反应都要在缓冲液中进行，一般注射用的药物也要在缓冲液体中溶剂，如临床上用于治疗鼻腔、鼻窦的缓冲生理盐水等。

【知识归纳】

知识点	知识内容
缓冲作用和缓冲溶液	像这种滴加少量强酸、强碱或适量的水，而使溶液的 pH 几乎无变化的作用，就称为缓冲作用。具有缓冲作用的溶液就称为缓冲溶液
缓冲溶液的组成和原理	①弱酸及其强碱盐；②弱碱及其强酸盐；③多元弱酸的酸式盐及其次级盐。溶液中存在抗酸和抗碱成分
缓冲溶液在医学上的意义	为了保持溶液酸碱度的相对稳定，选择适当的缓冲溶液，缓冲溶液非常重要

目标检测

一、名词解释

1. 强电解质　　2. 电离度
3. 盐的水解　　4. 缓冲作用
5. 弱电解质

二、填空题

1. 下列①H_2O；②CH_3COOH；③Fe；④石墨；⑤H_2SO_4；⑥$NaCl$；⑦$NaOH$；⑧蔗糖；⑨酒精中属于电解质的_____；属于非电解质的是_____；属于强电解质的是_____；属于弱电解质的是_____（填序号）。

2. 正常人体血液的 pH 总是维持在_____。

3. 证明胶粒带何种电荷的是_____。

三、选择题

1. 下列各组物质中，全是弱电解质的是（　　）
   A. 醋酸、氨水、盐酸
   B. 氢硫酸、硫酸、硝酸银
   C. 氢氧化钾、氨水、碳酸
   D. 氢硫酸、碳酸、氨水

2. 下列物质属于强电解质的是（　　）
   A. 水　　　　　　B. 氯化钠
   C. 醋酸　　　　　D. 氨水

3. 常温下在纯水中加入少量酸后，水的离子积（　　）

A. 增大　　　　　　B. 减小
C. 不变　　　　　　D. 先减小后增大

4. 对于"缓冲作用"的叙述，下面说法正确的是（　　）
   A. 能对抗外来酸或碱的作用
   B. 能对抗大量酸或碱的作用
   C. 能对抗大量酸或碱而保持溶液的 pH 几乎不变
   D. 能对抗外来少量酸或碱而保持溶液的 pH 几乎不变的作用

5. 下列物质中能发生丁铎尔现象的是（　　）
   A. 硫酸溶液　　　　B. 氢氧化铁溶胶
   C. 氯化钠溶液　　　D. 泥水

6. 加入少量硫酸铵不能产生沉淀的溶液是（　　）
   A. 明胶　　　　　　B. 硅胶
   C. 氢氧化铁溶胶　　D. 氢氧化铝溶胶

四、计算题

1. pH＝2 和 pH＝8 的溶液中，［H^+］各是多少？判断溶液的酸碱性？

2. 已知 t＝25℃时某溶液的［OH^-］为 10^{-2}mol/L，计算该溶液的［H^+］。

（鞠丽颖）

第 5 章 有机化合物概述

自然界的物质种类繁多，数不胜数。根据物质的组成、结构和性质的特点，通常分为无机物和有机物两大类。以前学过的单质、氧化物、酸、碱、盐等都是无机物，而日常生活中必需的糖类、脂肪、蛋白质、酒精、汽油等，都属于有机物。

大量的研究证明，有机化合物都含有碳元素，绝大多数还含有氢元素。碳元素在自然界中的含量较少，在地壳中所占质量分数仅为 0.087%，但在已发现或人工合成的几千万种物质中，大部分是含碳元素的有机化合物。例如，粮食中的淀粉，木材中的纤维素，动植物体内的蛋白质，石油和天然气中的各种碳氢化合物等。它们对于人类的健康、丰富人类的物质生活，科学技术的进步和社会经济的发展都有着十分重要的作用。

【知识要点】

有机化合物的概念
碳原子的结构
共价键
官能团

一、有机化合物的概念

任何一种有机化合物，其分子组成中都含有碳元素，绝大多数还含有氢元素。由于有机化合物分子中的氢原子可以被其他的原子或原子团所代替，从而衍生出许许多多其他的有机化合物，所以把碳氢化合物及其衍生物称为有机化合物，简称有机物。研究有机化合物的化学称为有机化学。

二、有机化合物的结构

（一）碳原子的结构

碳原子位于元素周期表中第 2 周期第 IVA 族，最外电子层有 4 个电子，它既不容易失去电子，也不容易得到电子，为不活泼的非金属元素，在有机化合物中，碳表现为 4 价。碳原子易与其他原子共用 4 对电子达到 8 电子的稳定结构。

我们把原子间通过共用电子对形成的化学键称为共价键，用短线 "—" 表示。

例如，碳原子最外电子层的 4 个电子，能与 4 个氢原子形成 4 个共价键，组成甲烷分子 CH_4。

如果以 "·" 表示碳原子的最外层电子，以 "X" 表示氢原子的 1 个电子，则甲烷分子的电子式可表示为见下图 a。如果把电子式中的共用电子对改用短线 "—" 表示，则甲烷分子的结构式可表示为见下图 b。

$$
\begin{array}{cc}
\overset{\displaystyle H}{H \underset{\times}{\overset{\cdot}{\times}} C \underset{\times}{\overset{\cdot}{\times}} H} & \overset{\displaystyle H}{H - \overset{\displaystyle |}{\underset{|}{C}} - H} \\
\underset{\displaystyle H}{} & \underset{\displaystyle H}{} \\
\text{电子式} & \text{结构式} \\
a & b
\end{array}
$$

这种能表示有机化合物分子中原子之间连接顺序和方式的化学式称为结构式。

（二）碳碳键的类型

有机化合物中，碳原子的 4 个电子不仅能与氢原子或其他元素原子的电子形成共价键，而且碳原子之间也可以通过共价键相结合。

两个碳原子之间共用一对电子形成的键称为碳碳单键；

两个碳原子之间共用两对电子形成的键称为碳碳双键；

两个碳原子之间共用三对电子形成的键称为碳碳叁键。

碳原子之间的单键、双键和叁键可表示如下：

多个碳原子可以相互结合成长短不一的碳链，碳链也可以带有支链，还可以结合成碳环，碳链和碳环也可以相互结合，构成有机化合物的基本骨架。例如：

知识应用

有机物的发展

19 世纪以前，有机物只能从动植物等有机体取得，所以称为有机物。1828 年，德国化学家由无机物氰酸铵合成了有机物——尿素，1844 年合成了醋酸，1845 年合成了油脂等，这些事实打破了只能从有机体取得有机物的限制。人工合成有机物的发展，使人们清楚地认识到：在有机物和无机物之间并没有一个明确的界限，但在组成、结构和性质等方面确实存在着某些不同之处。因此，有机化合物的名称早已失去原来的含义，只是沿用这一习惯名称而已。

三、有机化合物的特性

有机化合物的性质主要取决于结构。由于有机化合物分子中都含有碳元素，碳原子的特殊结构导致了有机化合物与无机化合物相比具有下列一些特性。

（一）可燃性

绝大多数有机化合物都可以燃烧，如棉花、油脂、酒精和乙醚等都容易燃烧。无机物则大部分不能燃烧。

（二）熔点低

有机化合物的熔点都较低，一般不超过 400℃。常温下多数有机化合物为易挥发的气体、液体或低熔点固体。而无机物的熔点较高，例如氯化钠的熔点是 800℃，氧化铝的熔点则高达 2050℃。

（三）溶解性

绝大多数有机化合物难溶于水，而易溶于有机溶剂。有机溶剂是指能作为溶剂的有机化合物，如酒精、汽油、乙醚等。而无机物则相反，大多易溶于水，难溶于有机溶剂。

（四）稳定性差

多数有机化合物不如无机化合物稳定，常因温度、细菌、空气或光照的影响而分解变质。例如维生素 C 片剂是白色，若长时间放置于空气中会变质呈黄色，失去药效。此外许多抗生素，经过一定时间后也会发生变质而失效，所以许多药物常注明失效期。

（五）反应速度比较慢

多数无机化合物之间的反应速度较快，如离子反应能在瞬间完成。而多数有机化合物之间的反应速度较慢，有的需几小时、几天，甚至更长时间才能完成。因此常采用加热、光照或使用催化剂等加快反应的进行。

（六）反应产物复杂

多数有机化合物之间的反应，常伴有副反应发生，所以反应后的产物复杂，常获得混合物。而无机物之间的反应，一般很少有副反应发生。

虽然，有机化合物具有和无机化合物不同的特性，但是同样服从于一般化学变化的基本规律。

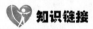 **知识链接**

结构式、结构简式和键线式

有机化合物的组成、结构可以用结构式、结构简式和键线式表示。有机物分子中原子间的一对共用电子（一个共价键）用一根短线表示，将有机物分子中的原子连接起来，称为结构式。如乙醛的结构式：

$$
\begin{array}{ccc}
& H & \quad\quad O \\
& | & \quad\quad \parallel \\
H- & C- & C \\
& | & \quad\quad \\
& H & \quad\quad H
\end{array}
$$

如果省略碳碳单键或碳氢单键等短线，成为结构简式。如乙酸的结构简式：CH_3COOH。

如果将碳、氢元素符号省略，只表示分子中键的连接情况，每个拐点或终点均表示有一个碳原子，称为键线式。如丙烯的键线式：

四、有机化合物的分类

有机化合物从结构上有两种分类方法：一是按照构成有机化合物分子的碳链来分类；二是按照反映有机化合物特性的特定原子团来分类。

（一）按碳链分类

根据有机化合物分子中碳原子互相连接的方式不同，可将有机化合物分为两大类：开链化合物和闭链化合物。

$$
\text{有机化合物}
\begin{cases}
\text{开链化合物（脂肪族化合物）} \\
\text{闭链化合物}
\begin{cases}
\text{碳环化合物}
\begin{cases}
\text{脂环族化合物} \\
\text{芳香族化合物}
\end{cases} \\
\text{杂环化合物}
\end{cases}
\end{cases}
$$

1．开链化合物　　开链化合物是指碳与碳或碳与其他元素原子之间连结成全部是开放性链状的有机化合物。由于这类化合物最初是在油脂中发现的，所以又称为脂肪族化合物。例如：

$$CH_3—CH_3 \qquad \underset{\underset{CH_3}{|}}{CH_3—CH—CH_3} \qquad CH_3—CH_2—CH_2—CH_2—CH_3$$

乙烷　　　　　　2-甲基丙烷　　　　　　　戊烷

2．闭链化合物　　闭链化合物是指碳与碳或碳与其他元素原子之间连接成环状的有机化合物。闭链化合物按组成环的原子种类不同，又分为碳环化合物和杂环化合物。

（1）碳环化合物：碳环化合物是指分子中组成环的原子全都是碳原子的化合物。根据碳环结构不同，又分为脂环族化合物和芳香族化合物。

1）脂环族化合物：是指与脂肪族化合物性质相似的碳环化合物。例如：

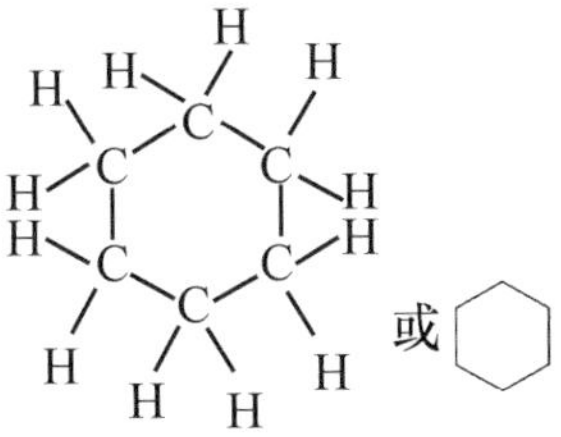

环己烷 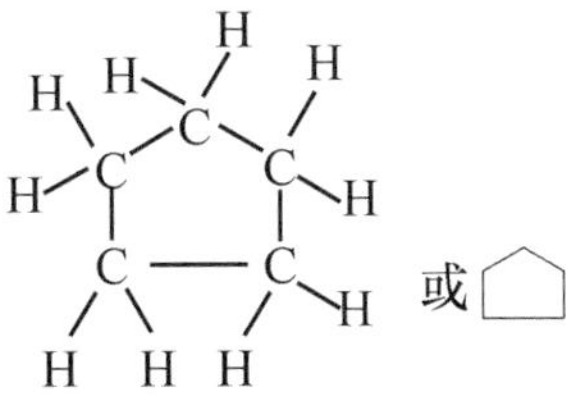　　　　　　　　　　　环戊烷

2）芳香族化合物：是指苯和含有苯环的化合物。例如：

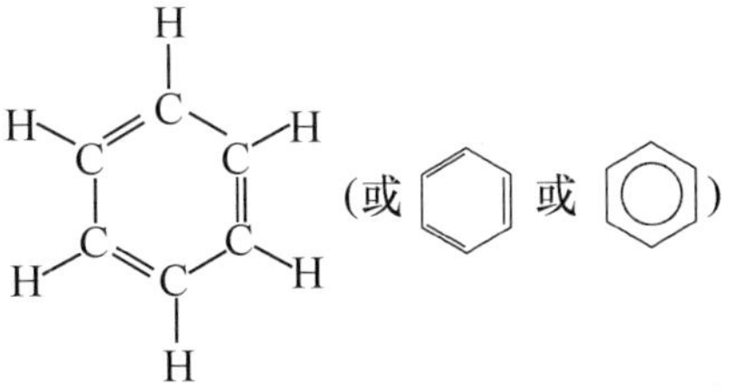

苯 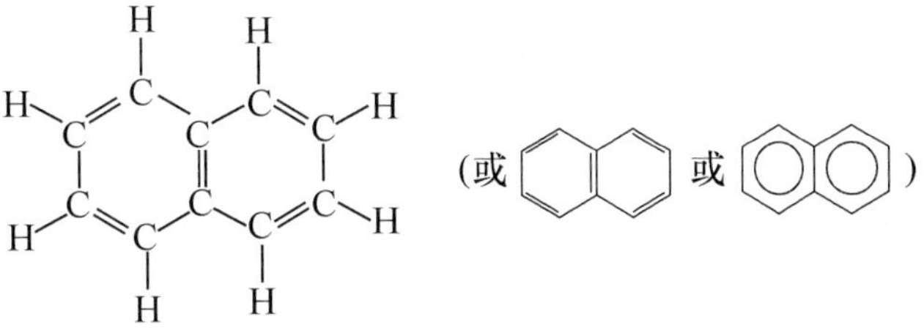　　　　　　　　　　　　　　　　萘

（2）杂环化合物：杂环化合物是指组成环的原子除碳原子外，还含有其他元素原子的化合物。例如：

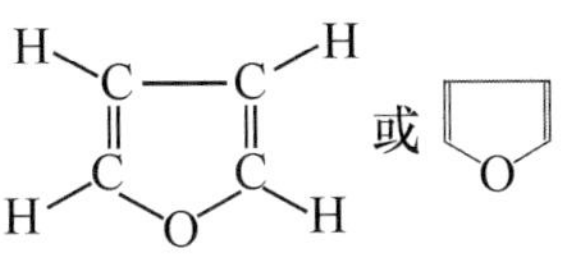

呋喃 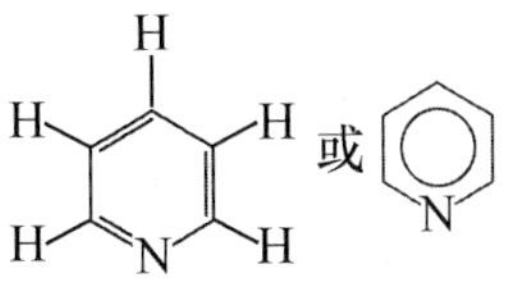　　　　　　　　　　　吡啶

（二）按官能团分类

烃分子里的氢原子可以被其他原子或原子团所取代，衍生出一系列新的化合物。如 CH_4 中的氢原子被氯原子取代得到 CH_3Cl，CH_3Cl 还可以经过化学反应转变为其他有机化合物，如甲醇（CH_3OH）、乙酸（CH_3COOH）等。这些化合物从结构上看，都可以看作是烃的衍生物。

甲烷在常温下为气体，几乎不溶于水。甲醇沸点较高，常温下为液体，和水能以任意比例相互混溶；甲醇还能与羧酸反应生成酯。甲醇的这些特性取决于甲醇分子中含有的氢氧形成的原子团——羟基（—OH），决定化合物特殊性质的原子或原子团叫官能团。由于双键和三键决定了烯烃和炔烃的化学性质，也被看成是一种官能团。表 5-1 列出了常见有机物的类别和官能团。

表 5-1 部分有机化合物及其官能团

化合物类别	官能团	结构式	化合物类别	官能团	结构式
烯烃	碳碳双键	$\diagdown C{=}C\diagup$	醛	醛基	$-C\diagup^{O}_{\diagdown H}$
炔烃	碳碳三键	$-C{\equiv}C-$	酮	酮基	$\diagup C{=}O$
卤代烃	卤素	$-X$（F、Cl、Br、I）	羧酸	羧基	$-COOH$
醇和酚	羟基	$-OH$	胺	氨基	$-NH_2$
醚	醚键	$-O-$	硝基化合物	硝基	$-NO_2$

【知识归纳】

知识点	知识内容
概念	碳氢化合物及其衍生物称为有机化合物
	原子间通过共用电子对形成的化学键称为共价键
碳原子的结构	碳原子最外电子层的 4 个电子
碳碳键的类型	单键、双键和叁键
特性	绝大多数可燃，熔点较低，难溶于水易溶于有机溶剂，稳定性差，反应速度较慢，反应产物复杂
有机化合物分类	按照碳链或官能团分类
官能团	决定化学特性的原子或原子团

 目 标 检 测

一、名词解释

1. 有机化合物　2. 共价键　3. 官能团

二、填空题

1. 有机化合物是_____。

2. 按照有机化合物的碳链形式，可将有机物分为_____、_____两大类。

3. 官能团是指决定有机化合物的主要_____的原子或原子团。

4. 有机化合物一般都＿＿＿＿＿燃烧，熔点＿＿＿＿＿＿，＿＿＿＿＿溶于水，＿＿＿＿＿溶于有机溶剂，稳定性＿＿＿＿＿。

5. 有机化合物之间的反应速度＿＿＿＿＿，而且反应产物＿＿＿＿＿，常伴有＿＿＿＿＿反应发生。

三、选择题

1. 下列物质中，属于有机物的是（　　　）

 A. CO B. CH_4

 C. H_2CO_3 D. K_2CO_3

2. 分子组成属于开链化合物的是（　　　）

 A. 戊烷 B. 环己烷

 C. 苯 D. 呋喃

3. 炔烃的官能团是（　　　）

 A. 羟基 B. 醛基

 C. 碳碳叁键 D. 碳碳双键

4. 下列物质中，容易燃烧的是（　　　）

 A. NaCl B. HCl

 C. 无水酒精 D. 金属 Fe

5. 下列物质中，不容易变质的是（　　　）

 A. 维生素片剂 B. 抗生素片剂

 C. 大理石 D. 油脂

四、简答题

1. 指出下列化合物所属类别及所含的官能团的名字。

 CH_3CH_2OH CH_3CH_2CHO

 $CH_3CH_2CH_2COOH$ $CH_3CH_2OCH_2CH_3$

 $CH_3CH_2CH_2NH_2$

 $CH_3—CH_2—CH_2—CH＝CH_2$

2. 简述有机化合物的结构特点。

（王林平）

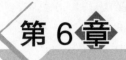

第6章　烃

只有碳和氢两种元素组成的有机化合物称为碳氢化合物，简称烃。烃是最简单的有机化合物，其他各类有机化合物可以看作是烃的衍生物。

根据烃分子中碳原子互相连接的方式不同，可将烃分为两大类：开链烃和闭链烃。

$$
烃
\begin{cases}
开链烃（脂肪烃）
\begin{cases}
饱和链烃（烷烃）\\
不饱和链烃
\begin{cases}
烯烃\\
炔烃
\end{cases}
\end{cases}\\
闭链烃
\begin{cases}
脂环烃\\
芳香烃
\end{cases}
\end{cases}
$$

开链烃简称链烃，又称为脂肪烃。其分子结构特征是：碳原子互相连接成开放的链。

开链烃又可分为饱和链烃和不饱和链烃。

第一节　饱 和 链 烃

【知识要点】

烷烃通式

甲烷结构

烷烃的命名

烃分子中，碳原子之间都以碳碳单键结合，剩余的价键全部与氢原子相结合的开链烃称为饱和链烃，又称烷烃。甲烷是最简单的烷烃。

一、甲 　 烷

甲烷是无色、无味的气体，比空气轻，难溶于水，很容易燃烧。

甲烷在自然界的分布很广，甲烷是最简单的有机物，是天然气、沼气、油田气及煤矿坑道气的主要成分，俗称瓦斯。它可用来作为燃料及制造氢气、炭黑、一氧化碳、乙炔、氢氰酸及甲醛等物质的原料。

甲烷的分子式为 CH_4，甲烷分子中的 5 个原子不在同一个平面上，碳原子位于正四面体的中心，4 个氢原子分别位于正四面体的 4 个顶点上，1 个碳原子与 4 个氢原子形成 4 个共价键，构成以碳原子为中心，4 个氢原子位于四个顶点的正四面体立体结构（图 6-1）。

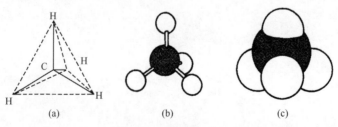

图 6-1　甲烷分子式

（a）正四面体示意图；（b）球棒模型；（c）比例模型

二、烷烃的结构与同系物

（一）烷烃的结构

烷烃是由碳和氢两种元素组成的饱和链烃。

烷烃的结构特点是碳原子与碳原子之间都以单键相结合，碳的其他价键都为氢原子所饱和。烷烃的构造与甲烷相似，烷烃分子中的各个碳原子上所连的四个原子或原子团不尽相同，烷烃分子中碳原子与碳原子连结成锯齿链状结构，如丁烷分子模型，见图6-2。

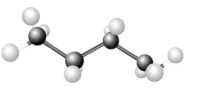

图 6-2　丁烷球棍模型

（二）烷烃的同系物

根据烷烃的结构特点可知，含有 1 个碳原子的烷烃是甲烷 CH_4，含有 2 个碳原子的烷烃是乙烷 C_2H_6，含有 3 个碳原子的烷烃是丙烷 C_3H_8，以此类推得到部分烷烃，见表6-1。

表 6-1　部分烷烃同系物

名称	分子式	结构式	结构简式
甲烷	CH_4	H–C–H	CH_4
乙烷	C_2H_6	H–C–C–H	CH_3CH_3
丙烷	C_3H_8	H–C–C–C–H	$CH_3CH_2CH_3$
丁烷	C_4H_{10}	H–C–C–C–C–H	$CH_3CH_2CH_2CH_3$

从表 6-1 可见，它们在分子组成上都相差 1 个或若干个 CH_2 原子团。在有机化合物中，将具有结构相似，在分子组成上相差 1 个或若干个 CH_2 原子团的一系列化合物称为同系物。同系物化学性质相似，其物理性质一般随碳原子数目的递增表现出规律性的变化。

烷烃分子随着碳原子数的增加，碳链增长，氢原子数也随之增多。如果碳原子数目是 n，则氢原子数目是 $2n+2$，所以，烷烃的通式表示为 C_nH_{2n+2}。

三、烷烃的命名与同分异构现象

（一）烷烃的命名

1. 碳原子的种类　根据碳原子直接连接其他碳原子的数目不同，可以将碳原子分为伯、仲、叔、季四类碳原子。

$$
\overset{1}{CH_3}-\overset{\overset{\displaystyle CH_3}{|}}{\underset{\underset{\displaystyle CH_3}{|}}{\overset{2}{C}}}-\overset{3}{CH}-\overset{4}{CH_2}-\overset{5}{CH_3}
$$

只与一个碳原子直接相连的碳原子（如上式中的 C-1，5）叫作伯碳原子；

与两个碳原子直接相连的碳原子（如 C-4）叫作仲碳原子；

与三个碳原子直接相连的碳原子（如 C-3）叫作叔碳原子；

与四个碳原子直接相连的碳原子（如 C-2）叫作季碳原子。

相连在伯、仲和叔碳原子上的氢，分别称为伯、仲和叔氢原子。

2. 烷烃的命名　烷烃常用的命名法有普通命名法和系统命名法。对于结构较简单的烷烃，常用普通命名法；对于比较复杂的烷烃，使用系统命名法。

烷烃分子中失去一个氢原子所剩余的原子团称为烷基。常用"R—"表示，例如：—CH_3（甲基），—CH_2CH_3（乙基）。

（1）普通命名法

1）根据分子中所含碳原子数目称"某烷"。碳原子数在十以内时用天干字甲、乙、丙、丁、戊、己、庚、辛、壬、癸来表示；碳原子数在十以上时用数字来表示，见表 6-2。

2）用正、异、新表示同分异构体。常把直链的烷烃称"正"某烷；

在链端第二个碳原子上连有一个甲基且无其他支链的烷烃，称"异"某烷；

在链端第二个碳原子上连有两个甲基且无其他支链的烷烃，称"新"某烷。

例如：

表 6-2　部分烷烃命名

名称	分子式	名称	分子式
甲烷	CH_4	庚烷	C_7H_{16}
乙烷	C_2H_6	辛烷	C_8H_{18}
丙烷	C_3H_8	壬烷	C_9H_{20}
丁烷	C_4H_{10}	癸烷	$C_{10}H_{22}$
戊烷	C_5H_{12}	十一烷	$C_{11}H_{24}$
己烷	C_6H_{14}	二十烷	$C_{20}H_{42}$

$$CH_3-CH_2-CH_2-CH_3$$

$$CH_3-\overset{\overset{\displaystyle}{}}{CH}-CH_3 \\ \qquad | \\ \qquad CH_3$$

正丁烷　　　　　　　　　　异丁烷

$$CH_3-CH_2-CH_2-CH_2-CH_3$$

$$CH_3-CH_2-CH-CH_3 \\ \qquad\qquad | \\ \qquad\qquad CH_3$$

$$CH_3-\overset{\overset{\displaystyle CH_3}{|}}{\underset{\underset{\displaystyle CH_3}{|}}{C}}-CH_3$$

正戊烷　　　　　　　异戊烷　　　　　　　新戊烷

（2）系统命名法：在系统命名法中，直链烷烃的名称和普通命名法相同，但不加"正"字。含有支链的烷烃，系统命名法的基本步骤如下：

1）选择主链：选定分子中最长的碳链为主链，按主链中碳原子数目称作"某烷"。

2）给主链编号：从最接近支链（取代基）的一端开始，用 1，2，3 等阿拉伯数字依次给主链上的各个碳原子编号定位，以确定支链在主链中的位置。例如：

$$CH_3-\overset{2}{\underset{\underset{CH_3}{|}}{CH}}-\overset{3}{CH_2}-\overset{4}{CH_3} \qquad \overset{1}{CH_3}-\overset{2}{\underset{\underset{CH_3}{|}}{\overset{\overset{CH_3}{|}}{C}}}-\overset{3}{CH_3}$$

3）确定名称：将支链的名称写在主链名称的前面，在支链的前面用阿拉伯数字注明它在主链上所处的位置，并在数字与名称之间用一短线隔开。例如：

$$\overset{1}{CH_3}-\overset{2}{\underset{\underset{CH_3}{|}}{CH}}-\overset{3}{CH_2}-\overset{4}{CH_3}$$

2-甲基丁烷

如果主链上有相同的支链，可以将支链合并起来，用"二""三"等数字表示支链的个数。两个表示支链位置的阿拉伯数字之间需用","隔开。例如：

$$\overset{1}{CH_3}-\overset{2}{\underset{\underset{CH_3}{|}}{CH}}-\overset{3}{\underset{\underset{CH_3}{|}}{CH}}-\overset{4}{CH_2}-\overset{5}{CH_2}-\overset{6}{CH_3}$$

2,3-二甲基己烷

主链名称
支链名称
支链个数
支链位置

如果主链上有几个不同的支链，把简单的写在前面，把复杂的写在后面。例如：

$$\underset{7}{CH_3}-\underset{6}{CH_2}-\underset{5}{CH_2}-\underset{4}{\underset{\underset{C_2H_5}{|}}{CH}}-\underset{3}{CH_2}-\underset{2}{\underset{\underset{CH_3}{|}}{CH}}-\underset{1}{CH_3}$$

2-甲基-4-乙基庚烷

（二）同分异构现象

分子组成相同，结构不同的化合物互称同分异构体，简称异构体。在有机化合物中，当碳原子数目增多时，同分异构体的数目也就越多。

例如分子式为 C_4H_{10} 的烷烃，碳原子的连结方式有两种可能，其结构式分别为：

$$CH_3CH_2CH_2CH_3 \qquad CH_3-\underset{\underset{CH_3}{|}}{CH}-CH_3$$

正丁烷 异丁烷

分子式为 C_5H_{12} 的烷烃，碳原子的连结方式则有三种可能，其结构式分别为：

$$CH_3CH_2CH_2CH_3 \qquad CH_3-\underset{\underset{CH_3}{|}}{CH}-CH_2-CH_3 \qquad CH_3-\underset{\underset{CH_3}{|}}{\overset{\overset{CH_3}{|}}{C}}-CH_3$$

正戊烷 异戊烷 新戊烷

四、烷烃的性质

（一）物理性质

在烷烃的同系物中，随着碳原子数目的增加，物理性质也发生有规律的变化。在常温常压

下 $C_1 \sim C_4$ 的烷烃为气态，$C_5 \sim C_{16}$ 的烷烃为液态，C_{17} 以上的烷烃为固态。烷烃的熔点和沸点都随着碳原子数的递增，依次升高。烷烃都难溶于水，易溶于乙醇、乙醚等有机溶剂。见表6-3。

表 6-3　部分烷烃的物理性质

名称	分子式	状态（常T常P）	熔点（℃）	沸点（℃）	相对密度
甲烷	CH_4	气	−182.6	−161.7	——
乙烷	C_2H_6	气	−182.8	−88.6	——
丙烷	C_3H_8	气	−187.1	−42.2	0.5005
丁烷	C_4H_{10}	气	−138.4	−0.5	0.5788
戊烷	C_5H_{12}	液	−129.3	36.1	0.6264
癸烷	$C_{10}H_{22}$	液	−29.7	174.0	0.7298
十七烷	$C_{17}H_{36}$	固	22	301.8	0.7780
二十烷	$C_{20}H_{42}$	固	36.8	343.4	0.7886

（二）化学性质

由于烷烃分子中的C—C键和C—H键连接都很牢固，所以在一般情况下，烷烃具有极大的化学稳定性，与强酸、强碱及常用的氧化剂、还原剂都不发生化学反应，但在一定条件下，烷烃也能发生反应而生成许多重要化合物。

1. 取代反应　烷烃在光照、高温或催化剂的作用下，能与卤素发生反应。例如，甲烷与氯气在光照下发生剧烈反应，生成氯化氢和氯代烷烃。

$$CH_4 + Cl_2 \xrightarrow{\text{光照}} CH_3Cl + HCl$$
一氯甲烷

$$CH_3Cl + Cl_2 \xrightarrow{\text{光照}} CH_2Cl_2 + HCl$$
二氯甲烷

$$CH_2Cl_2 + Cl_2 \xrightarrow{\text{光照}} CHCl_3 + HCl$$
三氯甲烷（氯仿）

$$CHCl_3 + Cl_2 \xrightarrow{\text{光照}} CCl_4 + HCl$$
四氯甲烷（四氯化碳）

有机化合物分子中的原子或原子团被其他原子或原子团所代替的反应称为取代反应。如果被卤素取代，称为卤代反应。

2. 氧化反应　烷烃能在空气中燃烧，生成二氧化碳和水，同时放出大量的热。例如，甲烷在空气中燃烧：

$$CH_4 + O_2 \xrightarrow{\text{点燃}} CO_2 + H_2O$$

 知识应用

臭氧层的保护

卤代烃在日常生活中有着广泛的应用，例如，在消防上常用卤代烃做灭火剂，被看作最有效的灭火器，广泛应用于资料室、变电房、博物馆等场所；在清洗业中，由于卤代烃是良好的有机溶剂，常用作清洗剂，应用于衣服干洗、机件的洗涤等。然而，自20世纪80年代以来，大量的科学研究表明使用卤代烃对臭氧（分子式为 O_3）层有破坏作用，使臭氧层产生"臭氧空洞"。为了保护臭氧层，国际社会于1985年和1987年分别制定了《保护臭氧层维也纳公约》和《关于消耗臭氧层物质的蒙特利尔议定书》。议定书中规定签约国要限制生产和消费某些卤代烃，并自 1989 年 1 月 1 日起生效实施。我国于 1991 年 6 月正式加入议定书。

知识链接

碳价四面体学说的创始人——雅可比·亨利克·范霍夫

荷兰化学家雅可比·亨利克·范霍夫在上中学时就非常爱好化学，他经常积攒起父母给的零用钱购买一些实验用的药品和仪器，进行家庭小实验。

范霍夫于 1874 年发表了《空间化学引论》，提出了一种新观点，他认为建立在平面结构基础上的化合物的结构式并不能反映它的真实结构，他提出在甲烷中，碳的四个价键指向四面体的顶点，碳原子位于四面体的中心，氢原子位于四个顶点上。像二氯甲烷这样的有机物，它的四面体模型只有一个（在立体结构式中，实线表示该键在纸平面上，实楔形线表示该键在纸平面前方，虚线表示该键在纸平面后方）。

$$H-\overset{\displaystyle \overset{H}{|}}{\underset{\underset{\displaystyle Cl}{|}}{C}}\diagdown Cl$$

由于范霍夫在化学研究上的贡献，他于 1901 年获诺贝尔化学奖，成为第一位获得诺贝尔奖的化学家。

【知识归纳】

知识点	知识内容
概念	只有碳和氢两种元素组成的有机化合物称为碳氢化合物，简称烃。
	烷烃是由碳和氢两种元素组成的饱和链烃
	有机化合物分子中的原子或原子团被其他原子或原子团所代替的反应称为取代反应
烷烃	通式：C_nH_{2n+2}（$n \geq 1$），代表物：甲烷（正四面体结构）
烷烃的命名	①选择主链；②给主链编号；③确定名称

第二节　不饱和链烃

【知识要点】

1. 烯烃和炔烃的通式
2. 不饱和链烃的命名
3. 加成反应

分子中含有碳碳双键或碳碳叁键的开链烃称为不饱和链烃。不饱和链烃又分为烯烃和炔烃。

一、烯　　烃

分子中含有碳碳双键（＞C＝C＜）的不饱和链烃称为烯烃。烯烃的分子通式是 C_nH_{2n}，碳碳双键（＞C＝C＜）是烯烃的官能团。

乙烯（$CH_2＝CH_2$）是最简单的烯烃，乙烯是无色、无臭的气体，稍有甜味，比空气略轻，难溶于水。分子中的 2 个碳原子和 4 个氢原子都处在同一平面上（图 6-3）。

知识应用

乙烯的生理作用

幼嫩果实组织中乙烯含量很低，当果实成熟时，乙烯的形成迅速增加，由于乙烯能使原生质膜透性增加，

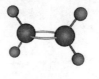

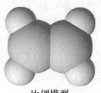

图 6-3 烯烃

使水解酶外渗，呼吸作用增加，导致果实内有机物强烈转化，因此可促进果实的早熟。由于乙烯是气体，不便于生产上应用，市场上作为商品出售的是乙烯的酸性液体——乙烯利，一般含乙烯量为 40%。乙烯利在 pH 高于 4 时分解放出乙烯。植物细胞内 pH 均高于 4，因此乙烯利水溶液进入植物组织后，分解释放出乙烯。

乙烯在促进植物的衰老中也起着重要作用。例如，冬青离体叶片置于黑暗中数月不衰老变黄，加入乙烯利，即迅速衰老。用 700ppm 乙烯利喷洒接近采收的烟草，可促进转黄，提早成熟，改善品质。

乙烯对一般植物的根、茎、侧芽伸长都有抑制作用，尤其是旱生植物在淹水条件下，茎伸长受抑制更明显。

二、炔　烃

分子中含有碳碳叁键(—C≡C—)的不饱和链烃，称为炔烃。炔烃的分子通式为 C_nH_{2n-2}，碳碳叁键（—C≡C—）是炔烃的官能团。

乙炔（C_2H_2）是最简单的炔烃，俗称电石气。纯的乙炔是无色无臭的气体，比空气稍轻，微溶于水，易溶于有机溶剂。乙炔是重要的化工原料，也可用来点灯照明、焊接和切割金属。分子中的 2 个碳原子和 2 个氢原子都处在同一条直线上（图 6-4）。

H×C⋮⋮C×H　　H—C≡C—H
乙炔分子电子式　平面结构式　　球棍模型　　比例模型

图 6-4　炔烃

三、不饱和烃的命名和化学性质

（一）不饱和烃的命名

不饱和烃的命名与烷烃类似，所不同的是要指出双键或叁键在碳链上的位置。命名步骤如下：

1. 选择主链　选含有双键或叁键的最长碳链作为主链，按主链中碳原子数目称作"某烯"或"某炔"，并把双键或叁键的位置用阿拉伯数字标在烯烃名称的前面，用短线隔开。例如：

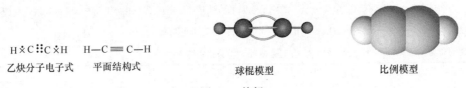

$$\overset{1}{CH}=\overset{2}{CH}-\overset{3}{CH_2}-\overset{4}{CH_3}\qquad \overset{1}{CH_3}-\overset{2}{C}\equiv\overset{3}{C}-\overset{4}{CH_2}-\overset{5}{CH_3}$$

1-丁烯　　　　　　　　2-戊炔

2. 给主链编号　从距离双键或叁键最近的一端开始，用 1，2，3 等阿拉伯数字依次给主链上的各个碳原子编号定位。

3. 确定名称　将支链的名称写在主链名称的前面，在支链的前面用阿拉伯数字注明它在主链上所处的位置，并在数字与名称之间用一短线隔开。

如果有多个双键或叁键时，选主链要尽量将所有双键都包含进去。母体按双键或叁键个数称"某二烯"或"某二炔"。例如：

$$CH_3-\underset{2}{\overset{CH_3}{C}}=\underset{3}{C}H-\underset{4}{C}H=\underset{5}{C}H-\underset{6}{C}H_3 \qquad CH_2=\underset{2}{\overset{CH_3}{C}}-\underset{3}{C}H_2-\underset{4}{C}H-\underset{5}{C}H_3$$

2-甲基2，4己二烯　　　　　　　　　4-甲基1戊炔

（二）不饱和烃的化学性质

1. 加成反应　有机化合物分子中的双键或叁键断裂加入其他原子或原子团的反应，称为加成反应。

（1）催化加氢：在一定条件下，烯烃、炔烃在催化剂（Pt，Pd，Ni）的作用下，能够与氢气发生加成反应，生成相应的烷烃。

$$CH_2=CH_2+H_2 \xrightarrow{Ni} CH_3-CH_3$$

$$HC\equiv CH \xrightarrow{H_2}{Ni} CH_2=CH_2 \xrightarrow{H_2}{Ni} CH_3-CH_3$$

（2）与卤素或卤化氢加成：将乙烯或乙炔分别通入盛溴水的试管里，可以观察到溴水的橙红色消失。例如：

$$CH_2=CH_2+Br_2 \longrightarrow CH_2Br-CH_2Br$$
乙烯　　　　　　　　1，2-二溴乙烷（无色）

$$CH\equiv CH+2Br_2 \longrightarrow CHBr_2-CHBr_2$$
乙炔　　　　　　　　1，1，2，2-四溴乙烷（无色）

炔烃反应分两步进行，第一步是生成二卤代烯烃；第二步是进一步加成生成四卤代烷。例如：

$$HC\equiv CH \xrightarrow{Br_2} \underset{Br}{CH}=\underset{Br}{CH} \xrightarrow{Br_2} \underset{Br}{\overset{Br}{CH}}-\underset{Br}{\overset{Br}{CH}}$$

1，2-二溴乙烯　　　1，1，2，2-四溴乙烷

因为反应有明显的颜色变化，所以常用这一反应来鉴别不饱和烃。

不饱和链烃能与卤化氢发生加成反应，生成卤代烃。例如：

$$CH_2=CH_2+HCl \longrightarrow CH_3-\underset{Cl}{CH_2}$$
氯乙烷

2. 氧化反应　烯烃和炔烃与烷烃一样，能在空气中燃烧，生成二氧化碳和水，但因其分子含碳量较大，碳很难充分燃烧，所以有黑烟。例如：

$$CH_2=CH_2+3O_2 \xrightarrow{点燃} 2CO_2\uparrow+2H_2O$$

$$2CH\equiv CH_2+5O_2 \xrightarrow{点燃} 4CO_2\uparrow+2H_2O$$

烯烃和炔烃不但能被氧气直接氧化，也能被氧化剂高锰酸钾氧化，使高锰酸钾酸性溶液褪

色。利用这一反应，也可以鉴别饱和链烃与不饱和链烃。

3. 聚合反应 由低分子化合物结合形成高分子化合物的反应称为聚合反应。例如，在常压和加热条件下，并有催化剂存在，乙烯可以发生聚合反应，生成聚乙烯。

$$nCH_2\!\!=\!\!CH_2 \xrightarrow[\triangle]{催化剂} +CH_2\!-\!CH_2+_n$$

  乙烯   聚乙烯

又如，乙炔在加热和有催化剂存在下，能发生聚合反应，生成苯。

$$3HC\!\!\equiv\!\!CH \xrightarrow[120℃\sim160℃]{催化剂}$$（或）

4. 金属炔化物的生成 炔烃叁键碳原子上的氢比较活泼，有一定的酸性，能被金属原子取代生成金属炔化物。如将乙炔通入硝酸银的氨溶液或氯化亚铜的氨溶液中，则析出白色的乙炔银沉淀或棕红色的乙炔亚铜沉淀。反应非常灵敏，可作为乙炔及 $RC\!\!\equiv\!\!CH$ 型炔烃的定性检验，注意叁键上无氢原子的炔烃不能发生此反应。

$$HC\!\!\equiv\!\!CH + Ag(NH_3)_2NO_3 \longrightarrow AgC\!\!\equiv\!\!CAg\downarrow + NH_4NO_3 + NH_3\uparrow$$

  乙炔银（白色）

$$CH\!-\!C\!\!\equiv\!\!CH + Cu(NH_3)_2Cl \longrightarrow CH_3C\!\!\equiv\!\!CCu\downarrow + NH_4Cl + NH_3\uparrow$$

  丙炔亚铜（红棕色）

重金属炔化物在干燥状态下受热或碰撞容易发生爆炸，实验室处理时一般是加稀硝酸使之分解。

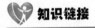 **知识链接**

石油分馏产物及用途

石油在国民经济中的地位和作用是十分重要的，被誉为"黑色的金子""工业的血液"等，我国石油资源很丰富，也是世界上最早发现和利用石油和天然气的国家之一。新中国建立后，先后开发和建立了大庆、胜利、华北、中原、大港、新疆、青海等石油基地，沿海也发现了石油资源。

工业上常对石油进行分馏，得到多种烃的混合物，详见表6-4。

表6-4 石油分馏产物

分馏产物	主要成分	主要用途
天然气	$C_1\sim C_4$	燃料
溶剂油	$C_5\sim C_8$	溶剂
汽油	$C_5\sim C_{15}$	飞机、汽车等燃料
煤油	$C_{11}\sim C_{16}$	燃料、工业洗涤剂
柴油	$C_{15}\sim C_{18}$	柴油机燃料

续表

分馏产物	主要成分	主要用途
润滑油	$C_{16} \sim C_{20}$	润滑剂，防锈剂
凡士林	液态烃和固态烃的混合物	润滑剂，防锈剂，制药膏
石蜡	$C_{20} \sim C_{24}$	制蜡烛、蜡纸、医药用
沥青	$C_{30} \sim C_{40}$	铺路、防腐、建筑材料

由此可见，石油是一种极其重要的资源，石油工业产品也是发展国民经济和国防建设的重要物资，所以石油不愧为"工业的血液"。

【知识归纳】

知识点	知识内容
烯烃	含＞C＝C＜键，通式 C_nH_{2n}（n≥2），代表物：乙烯（平面结构）
炔烃	含—C≡C—键，通式 C_nH_{2n-2}（n≥2），代表物：乙炔（线型结构）
烯烃、炔烃的命名	①选择主链；②给主链编号；③确定名称
加成反应	有机化合物分子中的双键或叁键断裂加入其他原子或原子团的反应，称为加成反应

第三节 闭 链 烃

【知识要点】

1. 苯的结构和性质
2. 硝化反应
3. 磺化反应

分子中含有由碳原子组成的环状结构的烃，称为闭链烃，简称环烃。闭链烃又分为脂环烃和芳香烃两大类。

一、脂 环 烃

脂环烃是指性质类似于脂肪烃的环状烃。通常根据结构中是否含有不饱和键，可分为环烷烃、环烯烃及环炔烃。环烷烃的通式为 C_nH_{2n}，环烯烃的通式为 C_nH_{2n-2}，环炔烃的通式为 C_nH_{2n-4}。脂环烃的命名与链烃相似，只是在相应链烃名称前加上"环"字（图 6-5）。

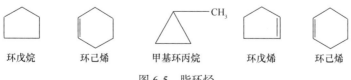

环戊烷　　　环己烯　　　甲基环丙烷　　　环戊烯　　　环己烯

图 6-5　脂环烃

二、芳 香 烃

分子中含有一个或多个苯环结构的烃，称为芳香烃。苯环是芳香烃的母体，苯是最简单、最基本的芳香烃。

（一）苯

苯在常温下是一种无色、带有强烈的芳香气味的液体，比水轻，易挥发，难溶于水，易溶于有机溶剂，本身也可作为有机溶剂。苯可燃，有毒，是一种致癌物质，长期吸入能损坏造血器官及神经系统。苯是一种石油化工基本原料。

1. 苯的分子结构　苯的分子式为 C_6H_6，苯分子去掉一个氢以后的结构叫苯基，用 Ph 表示，因此苯也可表示为 PhH。苯分子具有平面正六边形结构，6 个氢原子和 6 个碳原子共处同一平面（图 6-6）。

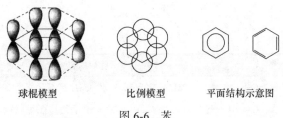

球棍模型　　　　　比例模型　　　　平面结构示意图

图 6-6　苯

苯的结构目前尚未得到圆满的解释，现在仍还沿用 ⬡ 表示，但在使用时，绝不应认为苯是单键、双键交替组成的环状结构。

2. 苯的同系物及命名

（1）苯的同系物：苯环上的氢原子被烷基取代所生成的化合物，称为苯的同系物。苯及苯的同系物的通式为 C_nH_{2n-6}（n≥6）。

（2）苯的命名：如果苯环上只有一个取代基时，可以以苯环为母体命名，烷基作取代基。例如：

CH_3　　　　　CH_2CH_3　　　　CH_3CHCH_3

甲苯　　　　　　乙苯　　　　　　　异丙苯

如果苯环上有两个取代基时，则可以根据它们的相对位置不同，在前面加邻（o）、间（m）、对（p）位标明或用数字表示。例如：

CH_3　　　　　CH_3　　　　　　CH_3

CH_3　　　　　　CH_3　　　　　　CH_3

1,2-二甲苯　　　1,3-二甲苯　　　1,4-二甲苯
（邻二甲苯）　　（间二甲苯）　　（对二甲苯）

芳香烃分子中失去一个氢原子所剩余的原子团称为芳烃基。常用"Ar"表示，例如：

CH_3

CH_2-

苯基 C_6H_5-　　苯甲基（苄基） $C_6H_5-CH_2-$　　　邻甲苯基

3．苯的性质

（1）取代反应

1）卤代反应：在催化剂（铁粉或三卤化铁）作用下，苯环上的氢原子被氯、溴原子取代，生成氯代苯或溴代苯。

$$\text{苯} + Cl_2 \xrightarrow[55\sim60℃]{Fe或FeCl_3} \text{苯}-Cl + HCl$$

氯苯

2）硝化反应：在浓硫酸存在下，苯环上的氢原子被硝基（—NO_2）取代，生成硝基苯。

$$\text{苯} + HNO_3（浓） \xrightarrow[50\sim60℃]{浓H_2SO_4} \text{苯}-NO_2 + H_2O$$

硝基苯

有机化合物分子中的氢原子被硝基所替代的反应，称为硝化反应。

3）磺化反应：苯与浓硫酸共热，苯环上的氢原子被磺酸基（—SO_3H）取代，生成苯磺酸。

$$\text{苯} + H_2SO_4（浓） \xrightarrow{70\sim80℃} \text{苯}-SO_3H + H_2O$$

苯磺酸

有机化合物分子中的氢原子被磺酸基所替代的反应，称为磺化反应。

（2）加成反应

1）加氢：苯的化学性质比较稳定，不易发生加成反应。但在特殊情况下，例如在加热、加压和催化剂（Pt、Ni）存在下，苯能与氢发生加成反应，生成环己烷。

$$\text{苯} + 3H_2 \xrightarrow[200℃，加压]{Ni} \text{环己烷}$$

2）加氯：在紫外线照射下，经过加热，苯可以和氯发生加成反应，生成六氯环己烷。六氯环己烷简称"六六六"，曾被大量用作杀虫剂，后来发现它能污染环境，使人产生积累性中毒，现已被淘汰。

（3）氧化反应：苯环比较稳定，难于氧化。但当苯环上具有侧链，且侧链中与苯环直接相连的碳原子上有氢原子（即含有 α-H）时，则易被氧化，且不论侧链长短，最终都被氧化成苯甲酸，同时高锰酸钾溶液的紫红色褪去，可用此反应来检验绝大多数苯的同系物。

$$\text{苯}-CH_2CH_3 \xrightarrow{KMnO_4} \text{苯}-COOH$$

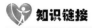**知识链接**

凯库勒的苯环之梦

　　苯是在 1825 年由英国科学家法拉第首先发现的。19 世纪初，英国和其他欧洲国家一样，城市的照明已普遍使用煤气。从生产煤气的原料中制备出煤气之后，剩下一种油状的液体却长期无人问津。法拉第是第一位对这种油状液体感兴趣的科学家。他用蒸馏的方法将这种油状液体进行分离，得到另一种液体，实际上就是苯。当时法拉第将这种液体称为"氢的重碳化合物"。

　　此后几十年间，关于苯的结构一直是有机化学界研究的难题。苯分子式为 C_6H_6，碳氢比例显示出高度不饱和性,但是苯分子性质稳定,能发生取代反应,不易发生加成反应,也不能使酸性高锰酸钾溶液褪色。

德国化学家凯库勒是一位极富想象力的化学家,对苯分子的结构终日苦思冥想不得其解。1864 年冬的一个夜晚,凯库勒在书房里打起瞌睡,梦见碳原子的长链像蛇一样盘绕卷曲,忽见蛇咬住了自己的尾巴,并旋转不停。他像触电般地猛然醒来,受此启发,终于提出了苯分子是环状结构。对此,凯库勒风趣地说:"让我们学会做梦吧!那么,我们就可以发现真理。"

(二)稠环芳香烃

稠环芳香烃是由两个或两个以上的苯环,共用相邻的两个碳原子相互稠合而成的多环芳香烃。重要的稠环芳香烃有萘、蒽和菲等。

1. 萘 萘是一种白色片状晶体,在室温下容易升华,不溶于水,而能溶于乙醇、乙醚等有机溶剂中,具有特殊的气味,萘蒸汽或粉尘对人体有害。煤焦油中含量最高的有机物就是萘。

萘的分子式为 $C_{10}H_8$,是由两个苯环稠合而成的。其结构式和萘分子中碳原子的编号如下:

2. 蒽 蒽是一种无色的片状结晶。它是制造染料的重要原料。分子式为 $C_{14}H_{10}$,它是由 3 个苯环以直线式稠合在一起而形成的。结构式如下:

3. 菲 菲是无色结晶,可溶于乙醇或苯等有机溶剂中。用于制造染料和药物等。分子式为 $C_{14}H_{10}$,是蒽的同分异构体。结构式如下:

4. 环戊烷多氢菲 由一个完全氢化的菲与环戊烷稠合在一起的结构称为环戊烷多氢菲。结构式如下:

简写为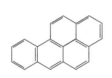

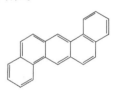

HO

胆甾醇

环戊烷多氢菲本身并不存在于自然界，但它的衍生物却广泛存在于动植物体内，而且具有重要的生理作用。例如：胆甾醇（胆固醇）、胆酸、维生素 D 和某些激素等。

知识应用

致 癌 烃

在 20 世纪初，人们已注意到在长期从事煤焦油作业的人员中有皮肤癌的病例，后来用动物实验的方法，证实了煤焦油中存在的微量 3，4- 苯并芘有着高度的致癌性。

致癌烃是能引起恶性肿瘤的一类多环稠苯芳香烃。主要存在于煤烟、石油、沥青和烟草的烟雾以及烟熏的食物中。致癌烃的结构通常是由四个或四个以上苯环稠合而成的稠环芳香烃。

1,2-苯并蒽   3,4-苯并芘   1,2,5,6-二苯并蒽

【知识归纳】

知识点	知识内容
概念	分子中含有一个或多个苯环结构的烃称为芳香烃
苯的同系物	通式 C_nH_{2n-6}（$n \geqslant 6$），含有一个苯环，代表物：苯（ ）
稠环芳香烃	含有一个或多个苯环，代表物：萘（$C_{10}H_8$）、蒽/菲（$C_{14}H_{10}$）

 目 标 检 测

一、名词解释

1. 同系物 2. 取代反应 3. 加成反应

二、填空题

1. 烷烃的分子通式为_____；烯烃的分子通式为_____；炔烃的分子通式为_____。

2. 分子中含有_____的链烃称为烯烃，最简单的烯烃是_____；分子中含有_____的链烃称为炔烃，最简单的炔烃是_____。

3. 苯和苯的同系物的分子通式为_____。

三、选择题

1. 下列关于烃的说法中，正确的是（   ）

   A. 烃是指分子里含有碳、氢元素的化合物

   B. 烃是指分子里含碳元素的化合物

   C. 烃是指燃烧反应后生成二氧化碳和水的有机物

   D. 烃是指仅由碳和氢两种元素组成的化合物

2. 下列关于同系物的叙述，不正确的是（   ）

   A. 某同系物的组成可用通式 C_nH_{2n+2}（$n \geqslant 1$）

表示

B. 同系物具有相似的化学性质

C. 同系物中，两个相邻的物质的相对分子质量（即分子量）相差 14

D. 符合通式 C_nH_{2n+2}（$n \geq 2$）的烃互为同系物

3. 不能使酸性高锰酸钾溶液褪色的是（　　）

　A. 乙烯　　　　　B. 乙炔

　C. 苯　　　　　　D. 甲苯

4. 下列化合物中同时含有伯、仲、叔、季碳原子的是（　　）

　A. 正丁烷　　　　B. 异丁烷

　C. 新戊烷　　　　D. 2，2，4-三甲基戊烷

5. 既能用酸性高锰酸钾溶液鉴别，又能用溴的四氯化碳溶液鉴别的一组物质是（　　）

　A. 苯与甲苯　　　B. 己烷与苯

　C. 乙烯与乙炔　　D. 乙烯与乙烷

四、简答题

1. 命名或写出结构式。

（1）$CH_3CH_2CHCH_3$
　　　　　　|
　　　　　CH_2CH_3

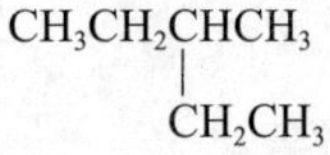

（2）$CH_3CH_2C = CCH_3$
　　　　　|　　|
　　　　C_2H_5　CH_3

（3）$CH_3CHC \equiv CH$
　　　|
　　CH_2CH_3

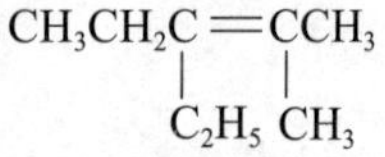

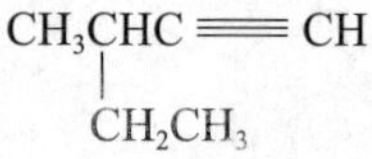

（4）

CH_3——$\langle \rangle$——CH_3

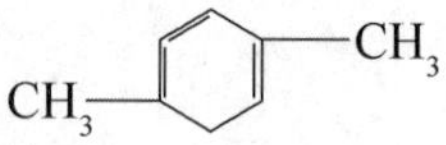

（5）2，3-二甲基戊烷

（6）3，3-二甲基-1-己炔

（7）萘

（8）1，2，3-三甲苯

2. 完成下列反应方程式。

(1) $CH_3—CH = CH_2 + Br_2 \longrightarrow$

(2) $CH_3—CH_2—CH = CH_2 + HI \longrightarrow$

(3) 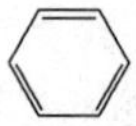 $\langle \rangle + Br_2 \xrightarrow{Fe}_{55\sim60℃}$

(4) $CH \equiv CH + 2H_2 \xrightarrow{Pt}$

(5) $CH_3—C \equiv CH + Ag(NH_3)_2NO_3 \longrightarrow$

（王林平）

第7章

烃的衍生物

烃分子中的氢原子直接或间接地被其他原子或原子团取代后生成的有机化合物统称为烃的衍生物。最常见的有烃的含氧衍生物，例如，醇、酚、醚、醛、酮、羧酸等。

第一节　醇、酚、醚

【知识要点】

醇、酚、醚的结构

消除反应

醇、酚和醚都是由碳、氢、氧三种元素组成的化合物，属于烃的含氧衍生物，它们与医药关系十分密切，有的直接用作药物，有的作为合成药物的原料。

一、醇

（一）醇的结构、分类和命名

1. 醇的结构　脂肪烃、脂环烃分子中的氢原子或芳香烃侧链碳上的氢原子被羟基（—OH）取代后生成的化合物称为醇。醇的官能团为醇羟基（—OH）。例如：

$$CH_3—CH_2—OH$$

乙醇　　　　　　　　　环戊醇 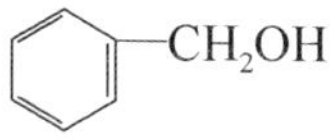　　　　　　　　苯甲醇

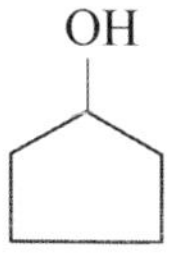

2. 醇的分类

（1）根据醇分子中羟基所连的烃基种类不同，分为脂肪醇、脂环醇和芳香醇，其中脂肪醇又分为饱和醇和不饱和醇。

醇 { 脂肪醇 { 饱和醇　　不饱和醇 } 脂环醇 芳香醇

饱和醇：醇分子中羟基与饱和烃基相连的醇。

例如：$CH_3—CH_2—OH$　　乙醇（酒精）

不饱和醇：醇分子中羟基与不饱和烃基相连的醇。

例如：$CH_2=CH—CH_2—OH$　　2- 丙烯 -1- 醇（烯丙醇）

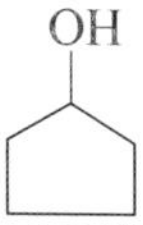

脂环醇：醇分子中羟基与脂环烃基相连的醇。例如：环戊醇

芳香醇：醇分子中羟基与芳香烃侧链上的碳原子相连的醇。例如：苯甲醇（苄醇）

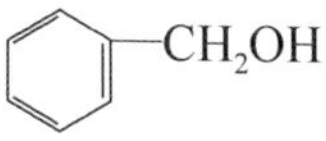

（2）根据醇分子中所含醇羟基的数目，醇可分为一元醇、二元醇和多元醇。

一元醇：分子中只含有一个醇羟基的醇。例如：

$$CH_3—CH_2—CH_2—OH \qquad 1\text{-丙醇（丙醇）}$$

二元醇和多元醇：分子中含有两个或两个以上醇羟基的醇。例如：

$$\begin{array}{cc} CH_2—CH_2 \\ | \qquad | \\ OH \quad OH \end{array} \qquad \begin{array}{ccc} CH_2—CH—CH_2 \\ | \qquad | \qquad | \\ OH \quad OH \quad OH \end{array}$$

乙二醇　　　　　　　　　丙三醇（甘油）

（3）根据醇分子中羟基所连碳原子种类不同，醇可分为伯醇、仲醇和叔醇。

伯醇：羟基与伯碳原子相连的醇。例如：

$$CH_3—CH_2—OH \qquad 乙醇$$

仲醇：羟基与仲碳原子相连的醇。例如：

$$\begin{array}{c} CH_3 \\ | \\ CH—OH \\ | \\ CH_3 \end{array}$$

2-丙醇（异丙醇）

叔醇：羟基与叔碳原子相连的醇。例如：

$$\begin{array}{c} CH_3 \\ | \\ CH_3—C—OH \\ | \\ CH_3 \end{array}$$

2-甲基-2-丙醇（叔丁醇）

3．醇的命名

（1）普通命名法：适用于结构比较简单的醇，即在烃基的普通（习惯）名称之后加上"醇"来命名，称为"某（基）醇"，"基"字可以省略。例如：

$$CH_3—CH_2—CH_2—CH_2—OH \qquad \begin{array}{c} CH_3—CH—CH_2—OH \\ | \\ CH_3 \end{array}$$

正丁醇　　　　　　　　　　异丁醇　　　　　　　　苄醇（苯甲醇）

（2）系统命名法

1）选择主链：选择连接羟基的最长碳链作为主链，按所含碳原子数目称为"某醇"。

2）给主链编号：从靠近羟基的一端给主链碳原子依次编号，把羟基的位次写在"某醇"之前，中间用短线隔开。

3）确定名称：将取代基的位次、数目、名称依次写在醇名之前，数字和汉字之间用短线隔开。例如：

$$\overset{4}{CH_3}—\overset{3}{CH}—\overset{2}{CH}—\overset{1}{CH_3} \qquad \overset{1}{CH_3}—\overset{2}{CH}—\overset{3}{CH_2}—\overset{4}{CH}—\overset{5}{CH_3}$$
$$\quad\quad\; | \quad\;\; | \qquad\qquad\qquad\quad | \qquad\qquad |$$
$$\quad\quad CH_3 \;\; OH \qquad\qquad\qquad OH \qquad\qquad OH$$

3-甲基-2-丁醇　　　　　　　　　　　2、4戊二醇

$$\overset{7}{CH_3}—\overset{6}{CH}—\overset{5}{CH_2}—\overset{4}{CH}—\overset{3}{CH_2}—\overset{2}{CH}—\overset{1}{CH_3}$$
$$\qquad\;\; | \qquad\qquad | \qquad\qquad | $$
$$\qquad CH_3 \qquad\;\; Cl \qquad\;\; OH$$

6-甲基-4-氯-2-庚醇

如果命名不饱和醇时，应选择连有羟基碳原子和不饱和键（双键、叁键）碳原子在内的最长碳链作为主链，根据主链所含碳原子的数目称为"某烯醇"（或"某炔醇"）。编号时应使羟基的位次最小。例如：

$$CH_3-CH-C=CH_2 \qquad HC\equiv C-CH-CH_3$$

3- 甲基 -3- 丁烯 -2- 醇 　　　　3- 丁炔 -2- 醇

如果命名脂环醇时从羟基所连的环碳原子开始编号，并使环上其他取代基处于较小位次。而命名芳香醇时，则以侧链的脂肪醇为母体，将芳基作为取代基。例如：

环戊醇 　　　2- 甲基环已醇 　　　2- 苯基 -1- 丙醇

（二）醇的性质

醇的化学反应主要发生在醇羟基以及与羟基相连的碳原子上。

1．与活泼金属的反应　醇和水在结构上有相似之处，醇羟基中的氢原子能被活泼金属（钠、钾等）所置换，生成醇钠（或醇钾）和氢气。

$$2CH_3CH_2OH+2Na=2CH_3CH_2ONa+H_2\uparrow$$

2．取代反应　乙醇与浓氢溴酸混合加热发生取代反应，生成溴乙烷。

$$C_2H_5-OH+H-Br\xrightarrow{\Delta}C_2H_5-Br+H_2O$$

3．脱水反应

（1）分子内脱水：乙醇与浓硫酸共热到 170℃，发生分子内脱水生成乙烯。

$$CH_2-CH_2\xrightarrow[170℃]{浓H_2SO_4}CH_2=CH_2+H_2O$$

有机化合物在适当的条件下，由分子中脱去一个小分子（如 H_2O、HX 等），而生成含不饱和键化合物的反应称为消除反应（或消去反应）。

（2）分子间脱水：乙醇与浓硫酸共热到 140℃，发生分子间脱水生成乙醚。

$$CH_3-CH_3-OH+HO-CH_2-CH_3\xrightarrow[140℃]{浓H_2SO_4}CH_3-CH_2-O-CH_2-CH_3+H_2O$$

4．氧化反应　醇在催化剂铜或银（Cu 或 Ag）存在下，可被空气中氧气氧化，伯醇氧化生成醛，仲醇氧化生成酮。因叔醇分子中 α 碳原子上没有氢原子，所以在同样条件下，叔醇不被氧化。

$$R-CH_2OH\xrightarrow{[O]}R-CHO\xrightarrow{[O]}R-COOH$$

伯醇 　　　　　　醛 　　　　　　羧酸

$$R-CH-R'\xrightarrow{[O]}R-C-R'$$

仲醇 　　　　　　　酮

（三）常见的醇

1. 甲醇　甲醇（CH_3OH）是最简单的饱和一元醇。最初由木材干馏得到俗称木醇或木精。甲醇为无色、易挥发、易燃的有毒液体，沸点64.7℃，纯甲醇略带乙醇的气味，能溶于水和其他有机溶剂中。

甲醇有毒，从消化道、呼吸道或经皮肤摄入甲醇可以作用于神经系统，特别是对视神经和视网膜有选择作用。前期表现为眼睛胀、头痛、疲倦、恶心、视力减弱，误饮10ml即可失明；后期表现为呼吸困难，循环衰竭，误饮30ml即死亡。

甲醇可作有机溶剂，也是重要的化工原料。

2. 乙醇　乙醇（CH_3CH_2OH）俗称酒精，是无色的挥发性液体，比水轻，能与水和多数有机溶剂混溶，沸点78.3℃，是饮用酒的主要成分。乙醇在医药卫生方面用途很广。

1）无水乙醇：乙醇含量为$\phi_B \geq 0.995$，它主要用作化学试剂。

2）药用酒精：乙醇含量$\phi_B = 0.95$，医药上主要用于配制碘酊（碘酒）、浸制药酒、配制消毒酒精等，也可用作酒精灯的燃料。

3）消毒酒精：乙醇能使蛋白质变性，干扰微生物的新陈代谢，抑制细菌繁殖，有杀菌消毒作用。医学上把$\phi_B = 0.75$的乙醇溶液称为消毒酒精。当使用一段时间后因酒精挥发而含量降低。

4）擦浴酒精：利用酒精挥发时能吸收热量这一性质，临床上用含量为$\phi_B = 0.25 \sim 0.50$的酒精溶液给高热病人擦浴，可以达到退热、降温的目的。其中$\phi_B = 0.50$的乙醇溶液可用于防治褥疮。

3. 丙三醇　丙三醇（$\overset{\displaystyle CH_2—CH—CH_2}{\underset{\displaystyle OH\quad OH\quad OH}{|\quad\ |\quad\ |}}$）俗称甘油，是一种无色、无臭、略带甜味的黏稠性液体，熔点17.9℃，沸点290℃，比水重，能与水以任何比例混溶。丙三醇作为化工、合成药物的原料，用途非常广泛。

丙三醇的三个羟基有较强的吸湿性，将较稀的甘油水溶液涂在皮肤上可使皮肤保湿、光滑、防止皮肤干裂。但高浓度的甘油溶液对皮肤没有保湿作用，反而会使皮肤干裂。

在医药上，甘油常用作溶剂和润滑剂，临床上常用甘油栓或0.55的甘油水溶液（开塞露）来灌肠以治疗便秘。

 知识应用

酒驾测试仪

司机酒后驾车容易肇事，因此交通法规禁止酒后驾车。怎样判断司机是否酒后驾车呢？一种科学、简便的检测方法是通过化学试剂颜色的变化进行判断。

这种方法是让司机向装有三氧化铬（CrO_3）硅胶（黄色）的检测仪中呼气，如果呼出的气体中含有乙醇，乙醇会被氧化剂三氧化铬氧化成乙醛，同时，三氧化铬被还原为绿色的硫酸铬。

$$2CrO_3 + 3C_2H_5OH + 3H_2SO_4 == Cr_2(SO_4)_3 + 3CH_3CHO + 6H_2O$$

分析仪中铬离子颜色的变化通过电子传感元件转换成电信号，并使酒精分析仪的蜂鸣器发出声响，表示被测者饮用过含酒精的饮料。

二、酚

（一）酚的结构、分类和命名

1. 酚的结构　芳香烃分子中芳环上的氢原子被羟基取代后生成的化合物称为酚。酚的官能团为酚羟基（—OH）。酚的结构特点是酚羟基直接连在苯环上。例如：

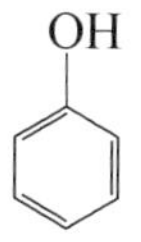

苯酚 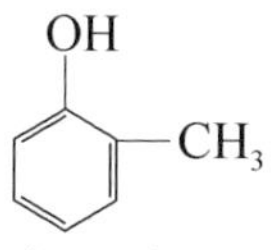　　　　邻甲酚

2. 酚的分类和命名　根据酚分子中所含酚羟基的数目，酚可分为一元酚、二元酚和多元酚。

（1）分子中只含有一个酚羟基的酚称为一元酚。一元酚命名时以苯酚为母体，苯环上其他原子、原子团或烃基作为取代基，它们与酚羟基的相对位置可用阿拉伯数字表示，编号从苯环上连有酚羟基的碳原子开始，也可以用邻（o-）、间（m-）、对（p-）位表示取代基与酚羟基间的位置。例如：

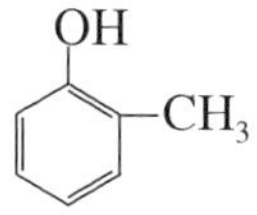

2-甲酚(邻甲酚) 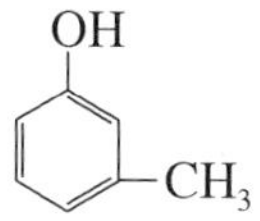　　　3-甲酚(间甲酚) 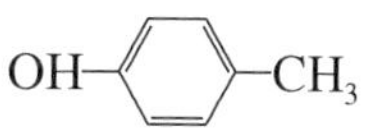　　　4-甲酚(对甲酚)

（2）分子中含有二个酚羟基的酚称为二元酚。二元酚命名时以苯二酚为母体，两个酚羟基间的位置用阿拉伯数字或邻、间、对等字表示。例如：

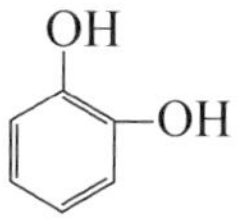

1,2-苯二酚　　　　1,3-苯二酚　　　　1,4-苯二酚
（邻苯二酚）　　　（间苯二酚）　　　（对苯二酚）

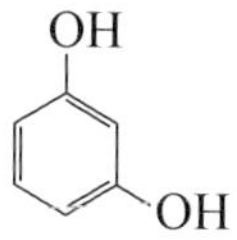

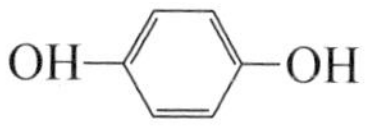

（3）分子中含有三个或三个以上酚羟基的酚称为多元酚。例如三元酚命名时以苯三酚为母体，三个酚羟基间的位置用阿拉伯数字或连、偏、对称等字表示。例如：

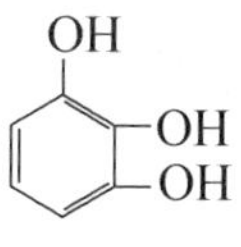

1,2,3-苯三酚　　　1,2,4-苯三酚　　　1,3,5-苯三酚
（连苯三酚）　　　（偏苯三酚）　　　（对称苯三酚）

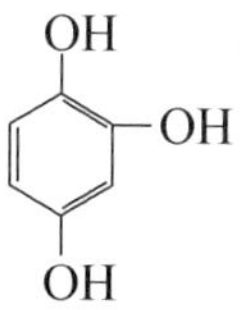

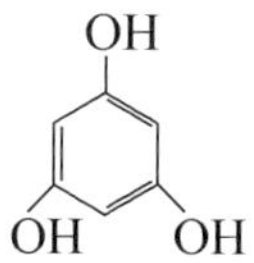

（二）酚的性质

由于酚羟基与苯环的相互影响，使酚具有与醇相似的性质，如除能与金属钠反应，能被氧化，能成醚等以外，还具有醇所没有的特殊性质。

1. 弱酸性　苯酚能与强碱氢氧化钠发生反应生成可溶性的钠盐，证明苯酚具有一定的酸性。当通入 CO_2 后溶液又变浑浊，表明又生成游离苯酚，说明苯酚的酸性比碳酸弱。苯酚溶液不能使蓝色石蕊试液变红。

$$\text{C}_6\text{H}_5\text{—OH} +NaOH \longrightarrow \text{C}_6\text{H}_5\text{—ONa} +H_2O$$

$$\text{C}_6\text{H}_5\text{—ONa} +H_2O+CO_2 \longrightarrow \text{C}_6\text{H}_5\text{—OH} +NaHCO_3$$

2. 与溴水的取代反应　由于酚羟基使苯环活化，其邻、对位易发生卤代、硝化和磺化等取代反应。例如苯酚极易发生卤代反应。

$$\text{C}_6\text{H}_5\text{—OH} +3Br_2 \longrightarrow \text{2,4,6-三溴苯酚} \downarrow +HBr$$

2,4,6-三溴苯酚

苯酚与溴水的反应很灵敏，可以作为苯酚的化学鉴别方法之一。

3. 与三氯化铁的显色反应　苯酚遇三氯化铁后显紫色。

$$FeCl_3+6\ \text{C}_6\text{H}_5\text{OH} =H_3\left[Fe(C_6H_5O)_6\right]+3HCl$$

大多数酚类都能和三氯化铁溶液发生显色反应。如苯酚、间苯二酚、1，3，5-苯三酚显紫色；甲苯酚显蓝色；邻苯二酚、对苯二酚显绿色。

除酚类外，凡具有烯醇式（R—CH＝CH—OH）结构的有机物与三氯化铁溶液都发生显色反应。

4. 氧化反应　在重铬酸钾和硫酸作氧化剂时，苯酚能被氧化成对苯醌。

$$\text{C}_6\text{H}_5\text{OH} \xrightarrow[\text{H}_2\text{SO}_4]{\text{K}_2\text{Cr}_2\text{O}_7} \text{对苯醌}$$

对苯醌

酚类很容易被氧化，无色的苯酚在空气中能逐渐被氧化而显红色或暗红色，产物很复杂。

（三）常见的酚

1. 苯酚　苯酚（C_6H_5OH）俗称石炭酸，最初是从煤焦油中分离得到，有弱酸性，苯酚是无色针状结晶，熔点43℃，沸点181℃。见光及暴露在空气中逐渐被氧化而显粉红色。苯酚具有特殊气味，常温下微溶于水，温度高于70℃时，能与水任意混溶。苯酚可溶于乙醇、乙醚、苯等有机溶剂。

苯酚有毒，对皮肤、眼睛有腐蚀性。苯酚能凝固蛋白质，具有杀菌作用，在医药上常用作消毒剂。苯酚对组织（如皮肤）有较强的腐蚀性和刺激性，穿透力强，因此当苯酚沾在皮肤上时，可以用消毒酒精洗去。

苯酚是一种重要的化工原料，广泛用于制造酚醛树脂、染料、医药、农药等。化工系统和炼焦工业的废水中常含有酚类物质，这些物质是被控制的水污染物之一，在排放前必须经过处理。

2. 甲苯酚　简称甲酚，有三种同分异构体。其结构式如下：

邻甲酚　　　　　间甲酚　　　　　对甲酚

这三种异构体都存在于煤焦油中，由于它们的沸点相近，不易分离，故实际上常用它们的混合物，总称为甲酚，俗称煤酚。

甲酚的杀菌能力比苯酚强，而腐蚀性和毒性则比苯酚小。医药上用甲酚、植物油和氢氧化钠一起加热皂化，然后加水生成有臭味的黄棕色的黏稠液体甲酚皂溶液，药学上称为甲酚皂溶液，俗称来苏水或臭药水。以前常用作外用消毒剂和防腐剂，由于对人体有毒性作用，又不易裂解，且对水环境有害，故目前很少用。

三、醚

（一）醚的结构、分类和命名

1. 醚的结构　两个烃基通过一个氧原子连接起来的化合物称为醚。醚的官能团为醚键（—O—）。例如：

$$CH_3—O—CH_3（甲醚）\qquad CH_3—O—CH_2—CH_3（甲乙醚）$$

2. 醚的分类和命名

（1）两个烃基相同的醚称为单醚。命名单醚时，先写出与氧相连的烃基名称，"基"字常省去，再加上醚字即可，表示 2 个相同烃基的"二"字也可以省略。例如：

$$CH_3—O—CH_3（二）甲醚\qquad C_6H_5—O—C_6H_5（二）苯醚$$

（2）两个烃基不同的醚称为混醚。命名混醚时，把较小的烷基写在前面，较大的烷基写在后面；若有一个芳香烃基时，则芳香烃基在前，烷基在后；把"基"字全部省去，称为"某某醚"。例如：

$$CH_3—O—C_2H_5（甲乙醚）\qquad C_6H_5—O—CH_3（苯甲醚）$$

（3）对于结构复杂的醚，采用系统命名法，将烃氧基当作取代基来命名。例如：

$$CH_3CH_2CHCHCH_3 \qquad CH_3CHCH_2CHCHCH_3$$
$$\underset{Br}{|}\ \underset{OCH_3}{|} \qquad\qquad \underset{Cl}{|}\qquad\underset{OHOCH_3}{|}$$

2- 甲氧基 -3- 溴戊烷　　　　　2- 甲氧基 -5- 氯 -3- 己醇

（二）常见的醚

乙醚（$C_2H_5OC_2H_5$），是具有特殊气味的无色液体，沸点为 34.5℃，极易挥发和着火，乙醚在水中溶解度小，比水轻，会浮在水面上，因此失火时不能用水扑灭。使用乙醚时要特别小心。

乙醚是一种应用很广泛的有机溶剂，与空气长期接触时可被氧化成过氧化乙醚。人体吸入少量过氧化乙醚，对呼吸道有刺激作用；吸入多量时能引起肺炎和肺水肿。为防止乙醚被氧化成过氧化乙醚，必须密闭保存乙醚。

乙醚具有麻醉作用，在外科手术中是使用较早的麻醉剂之一，也曾是医药上常用的全身麻醉剂。临床上用乙醚作麻醉剂时必须先检查乙醚中是否有过氧化乙醚存在，如果有过氧化乙醚存在，则不能用于麻醉。由于乙醚在麻醉时起效慢，可引起恶心、呕吐等副作用，现已被更好的氨氟醚和异氟醚代替。

 知识链接

茶 多 酚

茶多酚是当今应用较广的天然酚类化合物，它是指从茶叶中提取的各种酚类物质（包括其衍生物）的总称，又称茶鞣质、茶单宁。茶多酚在茶叶中的含量一般为15%～20%。国内外研究发现，茶叶中的茶多酚类等有效成分具有健美皮肤、延缓皮肤衰老等生理功能。

茶多酚可以从皮肤进入人体细胞，减轻继发性色素沉淀、黄褐斑、老年斑和皱纹等，因而有减缓皮肤衰老的作用。

茶多酚具有很强的抗氧化能力，对食品的色素和维生素有保护作用，能使食品在较长时间内保持原有的色泽和营养成分，且无毒副作用。因此，茶多酚被广泛作为食品添加剂使用。

由于茶多酚具有收敛性，能使蛋白质变性，因而茶多酚对许多细菌有抑制和杀灭作用，民间用茶水洗创伤伤口和治疗烫伤，就是利用茶多酚的收敛性和杀菌消炎作用。

此外，日用化学品（如牙膏、化妆品）中也常添加茶多酚。

【知识归纳】

知识点	知识内容
醇	脂肪烃、脂环烃分子中的氢原子或芳香烃侧链碳上的氢原子被羟基（—OH）取代后生成的化合物称为醇
	醇的官能团：醇羟基（—OH）
酚	芳香烃分子中苯环上的氢原子被羟基取代后生成的化合物称为酚
	酚的官能团：酚羟基（—OH）
醚	两个烃基通过一个氧原子连接起来的化合物称为醚
	醚的官能团：醚键（—O—）
消除反应	分子中脱去一个小分子（如 H_2O、HX 等），而生成含不饱和键化合物的反应称为消除反应（或消去反应）

第二节　醛、酮和羧酸

【知识要点】

醛、酮和羧酸的结构

银镜反应

酯化反应

醛、酮和羧酸都是由碳、氢、氧三种元素组成的化合物，属于烃的含氧衍生物。

一、醛 和 酮

（一）醛和酮的结构、分类和命名

1. 醛和酮的结构

碳原子以双键与氧原子相连所形成的原子团称为羰基（>C＝O）。醛和酮的分子中都含有羰基，统称为羰基化合物。

羰基中的碳原子与一个氢原子相连所形成的原子团称为醛基（—$\overset{O}{\overset{\|}{C}}$—H或—CHO）。

羰基中的碳原子分别与两个烃基相连所形成的原子团称为酮基（＞C＝O 或＞CO）。

由烃基或氢原子与醛基相连所形成的化合物，称为醛。醛的官能团是醛基。醛的结构通式可用 RCHO 或 ArCHO 表示。例如：

HCHO　　CH₃CHO　CH₂＝CH—CHO　　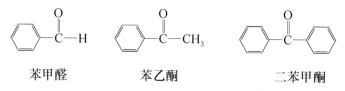CHO

甲醛　　　乙醛　　　丙烯醛　　　　苯甲醛

由两个烃基与酮基相连后所构成的化合物，称为酮。酮的官能团是酮基，酮的结构通式可用（R—$\overset{O}{\overset{\|}{C}}$—R′ 或 Ar—$\overset{O}{\overset{\|}{C}}$—R（Ar′））表示。例如：

CH₃—$\overset{O}{\overset{\|}{C}}$—CH₃　　　　苯环—$\overset{O}{\overset{\|}{C}}$—CH₃　　　　苯环—$\overset{O}{\overset{\|}{C}}$—苯环

丙酮　　　　　　苯乙酮　　　　　　二苯酮

2. 醛和酮的分类和命名　根据羰基所连烃基的不同，醛和酮可分为脂肪醛（脂肪酮）、脂环醛（脂环酮）和芳香醛（芳香酮）；也可根据烃基的饱和程度不同分为饱和醛（饱和酮）和不饱和醛（不饱和酮）；还可根据羰基的数目分为一元和多元醛或酮。

（1）简单的脂肪醛（脂肪酮）的命名是根据碳原子的个数称为"某醛"或"某酮"。例如：

H—$\overset{O}{\overset{\|}{C}}$—H　　　　CH₃—$\overset{O}{\overset{\|}{C}}$—H　　　　CH₃—$\overset{O}{\overset{\|}{C}}$—CH₃

甲醛　　　　　　乙醛　　　　　　丙酮

（2）复杂的脂肪醛（脂肪酮）的命名则采用系统命名法。命名时，选择含羰基碳原子在内的最长碳链作为主链，支链作为取代基，根据主链碳原子数称为"某醛"或"某酮"。从靠近羰基较近的一端开始给主链碳原子编号，取代基的位次、数目和名称写在醛或酮名称的前面。醛基因位于碳链的首端，其位次不必标示；酮基的位次标在"某酮"前面，中间用短线隔开。例如：

CH₃—$\overset{CH_3}{\overset{|}{CH}}$—$\overset{O}{\overset{\|}{C}}$—H　　　　CH₃—$\overset{O}{\overset{\|}{C}}$—CH₂—CH₂—CH₃

2- 甲基丙醛　　　　　　2- 戊酮

（3）芳香醛（芳香酮）的命名，是以脂肪醛（脂肪酮）作为母体，把芳香烃基作为取代基。例如：

苯环—$\overset{O}{\overset{\|}{C}}$—H　　　苯环—$\overset{O}{\overset{\|}{C}}$—CH₃　　　苯环—$\overset{O}{\overset{\|}{C}}$—苯环

苯甲醛　　　　　苯乙酮　　　　　　二苯甲酮

（二）醛和酮的性质

1. 加成反应　在一定条件下，醛和酮都可以发生羰基上的加氢反应。

$$CH_3-\overset{\overset{\displaystyle O}{\|}}{C}-H+H_2 \xrightarrow{\ Ni\ } CH_3-\overset{\overset{\displaystyle OH}{|}}{\underset{\underset{\displaystyle H}{|}}{C}}-H$$

$$CH_3-\overset{\overset{\displaystyle O}{\|}}{C}-CH_3+H_2 \xrightarrow{\ Ni\ } CH_3-\overset{\overset{\displaystyle OH}{|}}{\underset{\underset{\displaystyle H}{|}}{C}}-CH_3$$

醛和酮的加氢反应也是还原反应，采用催化氢化，可使羰基还原为相应的醇羟基，醛还原得到伯醇，酮还原得到仲醇。

2. 氧化反应　在醛分子中，醛基上氢原子由于受羰基的影响变得比较活泼，易被氧化，即使是一些弱氧化剂也能将其氧化成羧酸，所以醛具有较强的还原性。

常见的弱氧化剂有托伦试剂和斐林试剂。

1）银镜反应：托伦试剂是一种无色的银氨配合物 $[Ag(NH_3)_2]OH$ 溶液，其中 Ag^+ 具有弱氧化性，能将醛氧化为羧酸。

[**演示实验 7-1**] 在洁净的试管里加入 0.1mol/L $AgNO_3$ 溶液 1ml，然后边振荡试管边逐滴滴入 2% 稀氨水至最初产生的沉淀恰好溶解为止，制得托伦试剂，再滴入 5 滴乙醛，振荡后将试管置于 55~65℃ 的热水浴中，观察现象。

从实验可以观察到，试管内壁上附有一层光亮的金属银，故称为银镜反应。

$$AgNO_3+3NH_3 \cdot H_2O = [Ag(NH_3)_2]OH+NH_4NO_3+2H_2O$$

$$CH_3-\overset{\overset{\displaystyle O}{\|}}{C}-H+2[Ag(NH_3)_2]OH \xrightarrow{\Delta}$$

$$CH_3-\overset{\overset{\displaystyle O}{\|}}{C}-ONH_4+2Ag\downarrow+3NH_3\uparrow+2H_2O$$

在同样条件下，酮不起反应。因此，可以利用这个反应来鉴别醛与酮。

2）斐林反应：斐林试剂是硫酸铜溶液（斐林试剂甲）和氢氧化钠的酒石酸钾钠溶液（斐林试剂乙）等量混合后组成，其主要成分是 Cu^{2+} 的配离子。

[**演示实验 7-2**] 在 3 支洁净的试管里分别滴入斐林试剂甲 1ml，再逐滴滴入斐林试剂乙至浅蓝色沉淀氢氧化铜恰好溶解成深蓝色溶液为止，再分别滴入乙醛、甲醛和苯甲醛各 10 滴，将 3 支试管置于沸水浴中，观察现象。

实验结果表明，乙醛与斐林试剂反应，生成砖红色的沉淀（Cu_2O），甲醛因其还原性强，进一步将氧化亚铜还原为铜，在洁净的试管内壁形成了铜镜。

$$CH_3CHO+Cu^{2+}（配离子）\xrightarrow{\Delta} CH_3COO^-+H_2O+Cu_2O\downarrow$$

$$HCHO+Cu^{2+}（配离子）\xrightarrow{\Delta} HCOO^-+H_2O+Cu\downarrow$$

芳香醛（苯甲醛）则不被氧化，因此可用斐林试剂鉴别脂肪醛与芳香醛。

酮不能被托伦试剂和斐林试剂所氧化，用以上方法可以鉴别醛与酮。

3. 与希夫试剂的显色反应 品红是红色染料，其水溶液显紫红色，在此溶液中通入二氧化硫后，则溶液的颜色褪去，成无色溶液。这种无色的品红亚硫酸溶液称为希夫试剂，与醛作用显紫色。这个反应很灵敏，而酮则不反应，常用来鉴别醛类。

（三）常见的醛和酮

1. 甲醛 甲醛（HCHO）俗称蚁醛。为无色、具有强烈刺激性气味的气体，易溶于水。甲醛有毒，口服甲醛溶液 10～20ml 可致人死亡。人长期接触低浓度甲醛蒸气可出现头晕、头痛、乏力、嗜睡、食欲减退、视力下降等。

甲醛能使蛋白质凝固，具有杀菌作用，是一种有效的消毒剂和防腐剂。因其具有潜在的致癌作用，不可用于食物的防腐。

质量分数为 0.40 的甲醛水溶液称为福尔马林，常用于保存尸体及动物标本。

2. 乙醛 乙醛（CH_3CHO）为无色、具有刺激性气味、易挥发的液体，能溶于水、乙醇和乙醚。

在乙醛中通入氯气，可得三氯乙醛。三氯乙醛与水作用则生成水合氯醛，简称水合氯醛。在临床上，水合氯醛是比较安全的催眠药和镇静药。

3. 丙酮 丙酮（CH_3COCH_3）为无色、易挥发、易燃、有特殊香味的液体，易溶于水，能溶解多种有机物质，是常用的有机溶剂。

糖尿病患者由于代谢不正常，体内常有过量的丙酮产生，从尿中排出。检查尿中是否含有丙酮，可向尿液中滴加亚硝酰铁氰化钠溶液和氢氧化钠溶液，如有丙酮存在，尿液即呈鲜红色。

 知识应用

甲醛引起的室内污染

室内空气污染已成为多种疾病的诱因，其中源于家具和建筑材料的甲醛是室内环境污染源之一，因为生产人造板使用的黏合剂以甲醛为主要成分，板材中残留的甲醛会逐渐向周围环境散发，造成室内空气污染。

甲醛对人体具有很大的危害，对黏膜、上呼吸道、眼睛和皮肤具有强烈刺激作用。长期接触甲醛可引发鼻腔、口腔、鼻咽、咽喉、皮肤和消化道的癌症。甲醛已经被世界卫生组织确定为致癌和致畸形物质。

二、羧 酸

（一）羧酸的结构、分类和命名

1. 羧酸的结构 除甲酸（H—COOH）外，羧酸从结构上可以看作是烃分子上的氢原子被羧基取代而形成的化合物。羧酸的官能团是羧基（—$\overset{\overset{\displaystyle O}{\|}}{C}$—OH）。羧酸的结构通式可用 RCOOH 或 ArCOOH 表示。例如：

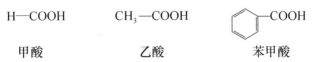

H—COOH　　　　　CH_3—COOH　　　　　[苯环]—COOH

甲酸　　　　　　　　乙酸　　　　　　　　苯甲酸

2. 羧酸的分类和命名 根据与羧基相连的烃基不同，羧酸分为脂肪酸（饱和脂肪酸、不饱和脂肪酸）和芳香酸。根据分子中羧基的数目不同分为一元酸和多元酸。

（1）简单的羧酸命名是根据碳原子的个数称为"某酸"。例如：

H—COOH（甲酸）　　　CH_3—COOH（乙酸）

（2）复杂的羧酸命名则采用系统命名法。命名饱和一元脂肪酸时，选择含有羧基的最长碳链为主链，根据主链碳原子数称为"某酸"。从羧基碳原子开始用阿拉伯数字给主链碳原子编号，或从与羧基直接相连的碳原子开始用希腊字母 α、β、γ……编号，把取代基的位次、数目和名称写在"某酸"之前。例如：

$$CH_3-\overset{\overset{\displaystyle CH_3}{|}}{CH}-COOH \qquad CH_3-\overset{\overset{\displaystyle CH_3}{|}}{CH}-CH_2-COOH$$

　　2-甲基丙酸（α-甲基丙酸）　　　　3-甲基丁酸（β-甲基丁酸）

（3）芳香酸命名时，是以脂肪族酸为母体，把芳香环看作取代基。例如：

　　苯甲酸　　　　　　　　　　苯乙酸

（二）羧酸的性质

1. **酸性**　在羧酸分子中，因受羰基的影响，使羧基中羟基上的氢原子变得比较活泼，在水溶液中能部分电离出氢离子，其电离方程式为：

$$R-COOH \Longrightarrow R-COO^- + H^+$$

羧酸能与碱反应生成羧酸盐和水。例如：

$$CH_3COOH + NaOH \Longrightarrow CH_3COONa + H_2O$$

羧酸也可与碳酸钠或碳酸氢钠反应生成羧酸盐和水，同时放出 CO_2 气体。这说明羧酸的酸性比碳酸强。例如：

$$CH_3COOH + NaHCO_3 \Longrightarrow CH_3COONa + CO_2\uparrow + H_2O$$

2. **酯化反应**　在强酸（如浓硫酸）的催化作用下，羧酸与醇作用生成酯和水的反应称为酯化反应。例如：

$$CH_3-\overset{\overset{\displaystyle O}{\|}}{C}-\boxed{OH+H}\ O-CH_2-CH_3 \underset{}{\overset{\text{浓}H_2SO_4}{\Longrightarrow}} CH_3-\overset{\overset{\displaystyle O}{\|}}{C}-O-CH_2-CH_3 + H_2O$$

　　乙酸　　　　　　乙醇　　　　　　　　乙酸乙酯

羧酸分子中去掉羧基上的羟基，剩下的部分称为酰基，如乙酸分子中去掉羟基剩下的部分称为乙酰基（$CH_3-\overset{\overset{\displaystyle O}{\|}}{C}-$）。

（三）常见的羧酸

1. **甲酸**　甲酸（HCOOH）俗称蚁酸，存在于蚁类、蜂类等昆虫的分泌物中。甲酸是无色而有刺激性气味的液体，可与水混溶。

甲酸具有极强的腐蚀性，被蚂蚁或蜂类蜇伤后引起皮肤红肿和疼痛，就是由甲酸造成的，可在患处涂抹稀氨水止痛。甲酸具有杀菌作用，可用作防腐剂和消毒剂。

2. **乙酸**　乙酸（CH_3COOH）俗称醋酸，是食醋的主要成分。具有强烈刺激性酸味的无色液体，能与水混溶。

乙酸具有杀菌作用，在食品和医药上用作防腐、杀菌剂。如在烹调菜肴时适当加入一些食醋，既可增加菜的美味，保护维生素 C 不被破坏，提高食物营养价值，又可杀菌消毒，预防疾病；在房间熏蒸食醋可预防感冒。

 知识链接

体质与健康

最新研究表明，人体的健康状况与人体体液的酸碱度有着极其密切的关系。当今医学家不仅仅以"好坏"来区分我们的体质，还以"酸碱"来区分。

体液是细胞赖以生存的内环境。占人体体重70%的体液都有其一定的酸碱度，并在狭小的范围内保持恒定，这种 pH 恒定的现象称为酸碱平衡。除少数体液（如胃酸）呈酸性外，绝大部分体液都呈弱碱性。如健康人体血液的 pH 为 7.35～7.45，呈弱碱性。此时人的精力充沛，体质强健，不易得病，称为弱碱性体质。这样体质的人只有1%左右，大多数人由于生活环境的影响，pH 都小于7.35，称之为酸性体质。美国专家指出："万病皆从体液的酸中毒症状开始，只有使体液呈弱碱性才能保持健康"。由此可见，弱碱性体液环境是人体健康的根本保证。

【知识归纳】

知识点	知识内容
醛	由烃基或氢原子与醛基相连所形成的化合物称为醛 官能团：$-\overset{\displaystyle O}{\underset{\displaystyle \parallel}{C}}-H$
酮	由两个烃基与酮基相连后所构成的化合物称为酮 官能团：$\overset{\displaystyle O}{\underset{\displaystyle \parallel}{C}}$
羧酸	烃分子上的氢原子被羧基取代而形成的化合物称为羧酸 官能团：$-\overset{\displaystyle O}{\underset{\displaystyle \parallel}{C}}-OH$
酯化反应	在强酸（如浓硫酸）的催化作用下，羧酸与醇作用生成酯和水的反应称为酯化反应

第三节　含氮有机化合物

【知识要点】

胺的结构和命名
酰胺结构

含氮有机化合物有胺、酰胺、杂环化合物和生物碱类，在医药上多有重要意义。

一、胺

（一）胺结构、分类和命名

1. **胺的结构和分类**　胺可以看作氨分子中的氢原子被一个或几个烃基取代后生成的化合物。例如：

$$CH_3-NH_2（甲胺）\qquad \text{（苯胺）}$$

根据胺分子中氮原子所连接的烃基种类不同，胺可分为脂肪胺和芳香胺。根据胺分子中与氮相连的烃基数目不同，可分为伯胺、仲胺和叔胺三类。

2. 胺的命名　结构简单胺的命名以胺为母体，烃基作为取代基称为"某胺"。如果烃基相同，用数字二或三表示烃基的数目；烃基不同时，则按简单的烃基名称放在前面，复杂的烃基名称放在后面的次序，将烃基数目和名称写在胺字的前面。例如：

$$CH_3-NH_2 \qquad CH_3-CH_2-NH_2 \qquad \text{(苯)}-NH_2$$

甲胺　　　　　　乙胺　　　　　　苯胺

$$CH_3-NH-CH_3 \qquad \text{(苯)}-NH-\text{(苯)}$$

二甲胺　　　　　　　　二苯胺

（二）常见的胺

1. 苯胺（(苯)-NH_2）

苯胺是最重要的芳香胺。苯胺的熔点 $-6.2℃$，沸点为 $184℃$，为无色油状液体，有强烈刺激性气味，微溶于水，易溶于乙醇、乙醚等有机溶剂。苯胺有剧毒，吸入其蒸气或与皮肤长期接触会中毒。

苯胺性质不稳定，易被空气中的氧气氧化，其颜色就会由无色渐渐变成红褐色以至深黑色，氧化产物复杂。苯胺的碱性较弱，只能与强酸作用生成稳定的盐，而不能与弱酸如乙酸反应生成稳定的盐。

2. 新洁尔灭（$CH_3(CH_2)_{10}CH_2-\overset{\overset{CH_3}{|}}{\underset{\underset{CH_3}{|}}{N^+}}-\text{(苯)}\ Br^-$）

新洁尔灭的化学名称是溴化二甲基十二烷基苄铵，是一种季铵盐。临床上常用于皮肤、黏膜、创面、手术器械和术前消毒。是一种较好的消毒防腐剂。

二、酰 　 胺

（一）酰胺结构

酰胺从结构上可以看作羧酸中的羟基被氨基（$-NH_2$）或烃氨基（$-NHR$、$-NR_2$）取代后生成的化合物。也可以看作氨（NH_3）或胺（RNH_2、R_2NH）分子中氮原子上的氢原子被酰基取代后生成的化合物。例如：

$$CH_3-\overset{O}{\overset{||}{C}}-NH_2 \qquad CH_3-\overset{O}{\overset{||}{C}}-NH_2-CH_3 \qquad \text{(苯)}-NH-\overset{O}{\overset{||}{C}}-CH_3$$

乙酰胺　　　　　　N- 甲基乙酰胺　　　　　乙酰苯胺

（二）常见的酰胺

尿素（$NH_2-\overset{O}{\overset{||}{C}}-NH_2$）简称脲，可以看作碳酸中的两个羟基被两个氨基取代后生成的碳酰二胺。结构式如下：

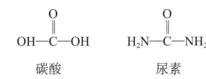

$$\text{OH—C—OH} \qquad \text{H}_2\text{N—C—NH}_2$$

碳酸 尿素

尿素最初由尿中提取而得，它是哺乳动物体内蛋白质代谢的最终产物。成人每天可随尿排出约 30g 尿素。

尿素为白色结晶性粉末，无臭、味咸，熔点 133℃，易溶于水和乙醇，几乎不溶于乙醚和氯仿。

尿素是含氮量很高的氮肥，同时也是合成塑料和一些药物的原料。药用的尿素注射液，对降低颅内压及眼内压有显著疗效，可用于治疗急性青光眼和脑外伤引起的脑水肿等疾病。

 知识应用

青 霉 素

1928 年 9 月 15 日，亚历山大·弗莱明发现了青霉素。一天，英国微生物学家弗莱明发现金黄色葡萄球菌培养皿中长出了一团青绿色霉菌，霉菌周围的葡萄球菌菌落消失了。弗莱明将霉菌分泌的抑菌物质称为青霉素。

1939 年弗莱明将菌种提供给病理学家弗洛里和生物化学家钱恩进行研究。经过一段时间的实验证实，这种霉菌液还能够阻碍其他多种细菌的生长，有消炎杀菌作用。通过弗洛里、钱恩等科学家的努力终于从青霉菌培养液中提取出青霉素晶体。

1941 年用青霉素治疗人类细菌感染取得成功。1942 年开始对青霉素进行大批量生产。

 知识链接

杂环化合物

杂环化合物是指组成环的原子除碳原子外，还含有其他元素原子（杂原子）的环状化合物。常见参与成环的杂原子有氧、氮和硫。

杂环化合物根据分子中杂原子的种类可以分为氧杂环、氮杂环、硫杂环等；根据成环原子数目可分为三元杂环、四元杂环、五元杂环和六元杂环等；根据环的数目可分为单杂环和稠杂环等。

常见杂环化合物见表 7-1。

表 7-1　常见杂环化合物的结构、名称及标位

杂环的分类	碳环的母核	重要的杂环			
		含有一个杂原子的杂环		含有二个以上杂原子的杂环	
五元杂环	茂	呋喃 （氧杂茂） furan	噻吩 （硫杂茂） thiophenep	吡咯 （氮杂茂） pyrrole	吡唑 （1，2-氮杂茂） pyrazale	咪唑 （1，3-二氮杂茂） imidazole
六元杂环	苯	吡啶 （氮杂苯） pyridine		嘧啶 （1，3-二氮杂苯） pyrimidine	吡嗪 （1，4-二氮杂苯） pyrazine
苯稠杂环	萘	喹啉 （1-氮杂萘） quinoline	异喹啉 （2-氮杂萘） isoquinoline		

续表

杂环的分类	碳环的母核	重要的杂环	
		含有一个杂原子的杂环	含有二个以上杂原子的杂环
稠杂环	茚	吲哚（氮杂茚） indole	嘌呤（1，3，7，9-四氮杂茚） purine

【知识归纳】

知识点	知识内容
胺	氨分子中的氢原子被一个或几个烃基取代的产物
酰胺	羧酸中的羟基被氨基（—NH_2）或烃氨基（—NHR、—NR_2）取代的产物

目 标 检 测

一、名词解释

1. 羧酸　　　　　　2. 消除反应

3. 酯化反应

二、填空题

1. 醛的官能团为_____；酮的官能团为_____；羧酸的官能团为_____。

2. 甲醛的结构简式为_____，质量分数为_____的甲醛水溶液称为福尔马林，常用来_____。

3. 在硫酸铜溶液中加入适量的氢氧化钠溶液后，再滴入适量甲醛溶液，加热。可观察到的现象依次是_____，_____；反应的化学方程式为_____。

三、选择题

1. 常用作生物标本防腐剂的"福尔马林"是（　　）
   A. 40%甲醇溶液　　B. 40%甲醛溶液
   C. 40%丙酮溶液　　D. 40%乙醇溶液

2. 下列物质中，不属于醛或酮的是（　　）
   A. $C_2H_5OC_2H_5$　　B. CH_3COCH_3
   C. CH_2=$CHCHO$　　D. CH_3CHO

3. 下列化合物中，能发生银镜反应的是（　　）
   A. 丙酮　　　　　　B. 苯甲醚
   C. 苯酚　　　　　　D. 甲醛

4. 能与乙醇发生酯化反应的物质是（　　）
   A. 乙酸　　　　　　B. 乙醛
   C. 丙酮　　　　　　D. 乙烷

5. 被蚊虫叮咬后皮肤红肿，是因为其分泌物中含有（　　）
   A. 甲酸　　　　　　B. 甲醛
   C. 乙醇　　　　　　D. 甲醇

四、简答题

1. 命名下列物质。

（1）CH_3—CH—CH_2—CHO
　　　　　|
　　　　　CH_3

（2）CH_3—CH—C—CH_3
　　　　　|　　‖
　　　　　CH_3　O

（3）CH_3—CH—CH_2—$COOH$
　　　　　|
　　　　　CH_3

（4）苯—CH_2—CHO

（5）苯—C—CH_3（上方 O）

（6）苯—CH_2—CH_2—$COOH$

2. 完成下列反应方程式。

（1）$CH_3CH_2CHO + H_2 \xrightarrow[煮沸]{Ni}$

（2）$HCHO + [Ag(NH_3)_2]^+ \xrightarrow[煮沸]{\Delta}$

（3）$CH_3CH_2CHO + Cu^{2+}（配离子）\xrightarrow[煮沸]{\Delta}$

（王林平）

脂 类

酯是酸和醇脱水反应的产物，由无机酸和醇作用生成的酯，属于无机酸酯，例如亚硝酸异戊酯，由羧酸和醇生成的酯叫羧酸酯（或有机酸酯），通常把羧酸酯简称为酯。

酯类中由甘油与高级脂肪酸及其他物质所生成的化合物称为脂类，是生物体的重要组成成分之一。

第一节 酯 和 油 脂

【知识要点】

油脂的组成和结构

油脂的性质

一、酯

（一）酯的结构与命名

1. 结构组成   酯的通式为 $R{-}\overset{\displaystyle O}{\overset{\|}{C}}{-}O{-}R'$，（R 和 R′ 可以相同或不同），酯从结构上可以看作是酰基（$R{-}\overset{\displaystyle O}{\overset{\|}{C}}{-}$）和烃氧基（$R'{-}O{-}$）连接而成的化合物，或者看作是羧酸中羧基上的羟基被烃氧基取代的产物。

2. 命名   酯是按照生成酯的羧酸和醇来命名的，酸名在前，醇名在后，将"醇"字改为"酯"字，称为"某酸某酯"，例如：

$$H{-}\overset{\displaystyle O}{\overset{\|}{C}}{-}O{-}CH_2CH_3 \qquad CH_3{-}\overset{\displaystyle O}{\overset{\|}{C}}{-}O{-}CH_3 \qquad CH_3{-}\overset{\displaystyle O}{\overset{\|}{C}}{-}O{-}CH_2{-}CH_3$$

甲酸乙酯　　　　　　　乙酸甲酯　　　　　　　　乙酸乙酯　　　　　　　苯甲酸甲酯

（二）酯的性质

1. 物理性质   低级酯为无色液体，高级酯为蜡状固体，一般比水轻，难溶于水而易溶于有机溶剂，低级酯具有易挥发，有香味的特点，故可作为良好的有机溶剂和食品用的香料，如乙酸乙酯有苹果香味，苯甲酸甲酯有茉莉香味等。

2. 化学性质   酯是中性化合物，酯的重要化学性质是发生水解反应，恰与酯化反应为互逆过程。

$$R{-}\overset{\displaystyle O}{\overset{\|}{C}}{-}O{-}R'+H_2O \underset{\text{酯化}}{\overset{\text{水解}}{\rightleftharpoons}} R{-}\overset{\displaystyle O}{\overset{\|}{C}}{-}O{-}OH+R'{-}OH$$

　　　　酯　　　　　　　　　　　　　　　羧酸　　　　　醇

例如：

$$CH_3-\overset{\overset{\displaystyle O}{\|}}{C}-O-CH_2CH_3+H_2O \underset{酯化}{\overset{水解}{\rightleftharpoons}} CH_3-\overset{\overset{\displaystyle O}{\|}}{C}-OH+OH-CH_2-CH_3$$

乙酸乙酯　　　　　　　　　　　　　乙酸　　　　乙醇

二、油　脂

（一）油脂的存在及生物学意义

1. 存在形式 {
贮存脂肪：存在于脂肪组织中，具有润滑、防震、防寒、供能等作用
结构脂肪：处于细胞内，是构成原生质的成分
}

2. 动物油脂　存在于皮下结缔组织，大网膜，肠系膜，动物脂肪不饱和脂肪酸含量低，凝固点高，在常温下呈固态，称为脂。

3. 植物油脂　存在于果实和种子中，如大豆、花生、油菜籽，大多数植物脂肪如豆油、花生油等脂肪中不饱和脂肪酸含量超过 70%，熔点较低，在常温下为液体，统称为油。

4. 油脂　它是油和脂肪的总称。

（二）油脂的结构和组成

油脂是甘油与三分子高级脂肪酸脱水生成的酯，俗称甘油三酯，其结构通式和示意图（图 8-1，图 8-2）。

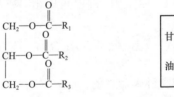

图 8-1　油脂的结构通式　　　图 8-2　油脂的结构示意图

（三）油脂中的高级脂肪酸

从动物、植物、微生物中分离出的脂肪酸已达数百种，酯类的脂肪酸通常具有 14-22 个偶数碳原子，在高等动植物体内主要为 12 碳以上的高级脂肪酸，分为饱和与不饱和脂肪酸，生物组织中和细胞中的脂肪酸大部分以复合脂形式存在，以游离形式存在的脂肪酸含量极少（表 8-1）。

表 8-1　油脂中常见的重要脂肪酸

类别	名称	结构式
饱和脂肪酸	月桂酸（十二碳酸）	$CH_3(CH_2)_{10}COOH$
	软脂酸（十六碳酸）	$CH_3(CH_2)_{14}COOH$
	硬脂酸（十八碳酸）	$CH_3(CH_2)_{16}COOH$
不饱和脂肪酸	油酸（9-十八碳烯酸）	$CH_3(CH_2)_7CH=CH(CH_2)_7COOH$
	亚油酸（9，12-十八碳二烯酸）	$CH_3(CH_2)_4CH=CHCH_2CH=CH(CH_2)_7COOH$

续表

类别	名称	结构式
不饱和脂 肪酸	亚麻酸（9，12，15-十八碳三烯酸）	$CH_3（CH_2CH=CH）_3（CH_2）_7COOH$
	花生四烯酸（5，8，11，14-二十碳四烯酸）	$CH_3（CH_2）_4（CH=CHCH_2）_4（CH_2）_2COOH$

多数高级脂肪酸在人体内能自身合成，而亚油酸、亚麻酸和花生四烯酸在体内不能合成，但又是营养不可缺少的，只有通过食物摄取获得，故称其为必需脂肪酸。

（四）油脂的理化性质

1. 溶解性与颜色 油脂一般不溶于水，易溶于汽油、丙酮等有机溶剂，纯净的油脂是无色，无臭，无味的，但一般油脂因溶有维生素和色素等，所以多有颜色和气味。

2. 油脂的乳化

乳化作用：油脂在乳化剂作用下，变成很少的颗粒，均匀分散在水中形成乳状液的过程。

乳化剂：表面活性剂（物质），能降低油、水两相界面的表面张力。

【知识归纳】

油脂乳化的生理意义

油脂在小肠内，经胆汁酸盐的乳化，分散成小油滴，从而增加了与脂肪酸的接触面积，便于油脂的水解、消化和吸收，故油脂的乳化具有重要的生理意义。

---

3. 油脂的水解

水解作用：油脂都可被酸、碱或酶等催化剂作用而水解，产物为甘油和高级脂肪酸。

皂化作用：脂肪在碱溶液中水解，产物为甘油和脂肪酸盐（即肥皂）。

上述两个过程的反应方程式如下：

$$
\begin{array}{l}
CH_2-O-\overset{\overset{O}{\|}}{C}-R_1 \\
| \\
CH-O-\overset{\overset{O}{\|}}{C}-R_2 \quad +3H_2O \longrightarrow \\
| \\
CH_2-O-\overset{\overset{O}{\|}}{C}-R_3
\end{array}
\qquad
\begin{array}{l}
CH_2-OH \quad\quad R_1-COOH \\
| \\
CH-OH \quad + \quad R_2-COOH \\
| \\
CH_2-OH \quad\quad R_3-COOH
\end{array}
$$

油脂　　　　　　　　　甘油　　　　　脂肪酸

$$
\begin{array}{l}
CH_2-O-\overset{\overset{O}{\|}}{C}-C_{17}H_{35} \\
| \\
CH-O-\overset{\overset{O}{\|}}{C}-C_{17}H_{35} \quad +3NaOH \xrightarrow{\Delta} \\
| \\
CH_2-O-\overset{\overset{O}{\|}}{C}-C_{17}H_{35}
\end{array}
\qquad
\begin{array}{l}
CH_2-OH \\
| \\
CH-OH \quad + \quad 3C_{17}H_{35}-COONa \\
| \\
CH_2-OH
\end{array}
$$

硬脂酸甘油酯　　　　　　　　甘油　　　硬脂酸钠（钠皂）

高级脂肪酸盐通常称为肥皂，所以油脂在碱性溶液中的水解反应又称皂化反应，由高级脂肪酸钠盐组成的肥皂，称为钠肥皂，又称硬肥皂，就是常用的普通肥皂，由高级脂肪酸钾盐组成的肥皂，称为钾肥皂，又称软肥皂，由于它对黏膜刺激性小，医药上常用作灌肠剂、乳化剂。

4. 氧化作用　油脂的不饱和脂肪酸的双键氧化分解，或油脂经微生物成的脂肪酸氧化分解形成系列小分子产物的变质过程。

酸败：天然油脂在空气中氧化分解形成的系列产物的变质过程。

酸败的油脂不能食用，故要注意对油脂的贮存。

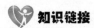**知识链接**

脂肪与健康

众所周知，细胞是构成人体的基本结构和功能单位，不同的细胞有不同的功能，各器官的功能是通过细胞的功能来实现的，细胞功能的丧失导致器官功能的丧失，人就生病了，所以只有细胞健康了，人才会健康。

脂肪（包括油）是用来制造细胞膜的主要材料，脂肪能够为人体提供能量，促进脂溶性维生素吸收，维持体温保护内脏，增加饱腹感，使食物加味添香，磷脂是细胞膜的重要成分，磷脂是"血管的清道夫"，有降血脂的作用（磷脂的乳化作用）。

综上可得，健康离不开细胞健康，细胞健康离不开脂类，因此人体健康离不开脂类。

【知识归纳】

知识点	知识内容
1. 酯的结构与命名	$\overset{\text{O}}{\underset{\|}{R-C}}-O-R'$ 某酸某酯
2. 酯的水解过程	酯＋水 $\underset{\text{酯化}}{\overset{\text{水解}}{\rightleftharpoons}}$ 羧酸＋醇
3. 油脂的结构通式	$\begin{array}{l} CH_2-O-\overset{O}{\underset{\|}{C}}-R_1 \\ CH-O-\overset{O}{\underset{\|}{C}}-R_2 \\ CH_2-O-\overset{O}{\underset{\|}{C}}-R_3 \end{array}$
4. 必需脂肪酸	亚油酸、亚麻酸、花生四烯酸
5. 油脂的水解	高级脂肪酸甘油三酯＋水 $\underset{\text{水解}}{\overset{\text{酶}}{\longrightarrow}}$ 高级脂肪酸＋甘油
6. 油脂的乳化	利用乳化剂使油脂形成比较稳定的乳状液的作用
7. 油脂的酸败	天然油脂在空气中氧化分解形成系列产物的变质过程

第二节　类　　脂

【知识要点】

类脂的概念
卵磷脂与脑磷脂在结构上的异同
固醇类物质结构中的基本骨架

在生物体的组织中，除含有油脂外，还有许多性质类似于油脂的化合物，通常称为类脂，重要的类脂有磷脂和固醇（甾醇）。

一、磷 脂

1. 存在　动物的脑、肝、蛋黄、植物的种子及微生物中。
2. 结构　是含磷的类脂化合物，它的结构示意图为图 8-3。
3. 常见磷脂的介绍（表 8-2）。

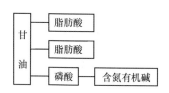

图 8-3　磷脂结构示意图

表 8-2　卵磷脂和脑磷脂的结构及用途

名称	结构组成	用途
卵磷脂	$\begin{array}{l} CH_2-O-C-R_1 \\ \quad\quad\quad\ \ \| \\ \quad\quad\quad\ \ O \\ CH-O-C-R_2 \\ \quad\quad\ \ \| \\ \quad\quad\ \ O \\ CH_2-O-P-O-(CH_2)_2-N^+(CH_3)_3OH^- \\ \quad\quad\quad\ \ \| \\ \quad\quad\quad\ OH \end{array}$	胆碱是一种强碱性物质，能促进脂肪迅速生成卵磷脂，胆碱和卵磷脂是常用的抗脂肪肝药物
脑磷脂	$\begin{array}{l} CH_2-O-C-R_1 \\ \quad\quad\quad\ \ \| \\ \quad\quad\quad\ \ O \\ CH-O-C-R_2 \\ \quad\quad\ \ \| \\ \quad\quad\ \ O \\ CH_2-O-P-O-CH_2CH_2-NH_2 \\ \quad\quad\quad\ \ \| \\ \quad\quad\quad\ OH \end{array}$	脑磷脂是组成各组织器官的主要成分，它还与血液凝固有关，血小板的凝血激酶是由脑磷脂与蛋白质所组成的

二、固 醇

固醇又称甾醇，因最初是以胆石中发现的固体醇而得名。

1. 存在　它广泛存在于动物体的组织中。
2. 结构　结构中有一个环戊烷多氢菲的骨架，是一类结构复杂的脂环醇。

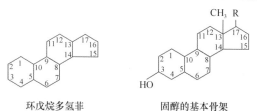

环戊烷多氢菲　　　　　　　　固醇的基本骨架

3. 常见固醇的介绍（表 8-3）。

表 8-3　几种常见固醇的结构和用途

名称	结构	用途
胆固醇		胆固醇广泛分布于动物的所有细胞中，它是细胞脂质的重要组分，还是生物合成胆甾酸和肾上腺皮质激素和性激素等的前体，在体内起着重要生理作用

续表

名称	结构	用途
7-脱氢胆固醇		7-脱氢胆固醇存在于皮肤组织中，在日光照射下发生化学反应，转变为维生素 D_3
麦角固醇		最初是从麦角中得到的，在酵母中更易提取，经紫外线照射可形成维生素 D_2，它是合成维生素 D_2 的重要原料

 知识应用

维生素 D_3 的作用

维生素 D_3 是维生素 D 中的一种，它能促进人体对钙、磷的吸收，维持血液中钙、磷的正常浓度，从而促进骨骼钙化及牙齿生长，正在发育的婴幼儿及青少年，若体内维生素 D_3 的浓度太低，会使血液中钙、磷浓度下降，引起手足抽搐，严重者影响骨骼发育而发生佝偻病，若为成年人则会诱发骨软化病，日光浴是获得维生素 D_3 最简单和最经济有效的方法。

 知识链接

胆固醇的影响

胆固醇分为高密度胆固醇和低密度胆固醇两种，前者对心血管有保护作用，通常称之为"好胆固醇"，后者偏高，冠心病的危险性就会增加，通常称之为"坏胆固醇"。

胆固醇摄入多了，就会引起高胆固醇血症，进而形成冠状动脉粥样硬化性心脏病等所谓的"富贵病"。

美国研究人员报告说，他们用实验鼠进行的实验表明，血液中胆固醇水平高会加快前列腺癌的生长速度。

一项大规模的研究结果显示，控制胆固醇含量的升高不仅能够减少患心脏病的危险，而且还有助于避免患肾衰竭之类的肾脏疾病。

高胆固醇的正常值是 0～5.2mmol/L，超过这个值就是表现为胆固醇高。

所以，为了身体健康，请大家积极成为科普知识的传播者。

【知识归纳】

知识点	知识内容
1. 类脂的概念	在生物中，性质上类似于油脂的化合物
2. 卵磷脂、脑磷脂结构组成（图8-4，图8-5）	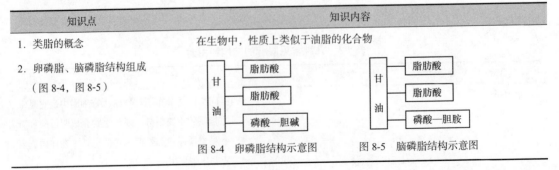

图 8-4　卵磷脂结构示意图　　　　图 8-5　脑磷脂结构示意图

续表

知识点	知识内容
3. 固醇的基本骨架	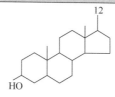
4. 常见的固醇	胆固醇、7- 脱氢胆固醇，麦角固醇

 目 标 检 测

一、名称解释

1. 必需脂肪酸   2. 皂化反应

3. 油脂的乳化   4. 类脂

二、选择题

1. 下列不是人体油脂水解产物的是（   ）

    A. 油酸   B. 亚油酸

    C. 亚麻酸   D. 乙酸乙酯

2. 酯的水解产物是（   ）

    A. 羧酸和醇   B. 羧酸和醛

    C. 羧酸和醚   D. 羧酸和酮

3. 1mol 油脂完全水解后能生成（   ）

    A. 1mol 甘油和 1mol 水

    B. 1mol 甘油 1mol 脂肪酸

    C. 3mol 甘油和 1mol 脂肪酸

    D. 1mol 甘油 3mol 脂肪酸

4. 下列不属于必需脂肪酸的是（   ）

    A. 油酸   B. 亚油酸

    C. 亚麻酸   D. 花生四烯酸

5. 下列属于不饱和脂肪酸的是（   ）

    A. 软脂酸   B. 硬脂酸

    C. 乳酸   D. 油酸

6. 卵磷脂水解产物是（   ）

    A. 甘油和脂肪酸

    B. 甘油、脂肪酸和磷酸

    C. 甘油、脂肪酸和胆碱

    D. 甘油、脂肪酸、磷酸和胆碱

7. 胆汁酸可以帮助油脂消化吸收，是因为它具有（   ）

    A. 酯化作用   B. 水解作用

    C. 盐析作用   D. 乳化作用

8. 胆固醇在体内与脂肪酸作用，生成胆固醇酯的反应是（   ）

    A. 加成   B. 酸败

    C. 水解   D. 酯化

三、判断题

1. 花生油和煤油属于同一类物质。

2. 油和脂肪的碳原子数相同时，互为同分异构体。

3. 油脂在酸性条件下水解称皂化反应。

四、简答题

1. 为什么经常进行日光浴能增强体质？

2. 血液中胆固醇含量过高会引起什么不良后果？

（马翼寅）

第9章

糖　类

糖类是光合作用的产物，广泛分布于自然界，它是生物体维持生命活动所不可缺少的物质之一。

生理功能：分解成葡萄糖释放出能量，转化成糖原贮存于体内（肝糖和肌糖原），组成抗体、生物膜等。

定义：（1）碳水化合物（历史上以为其组成符合碳水比例而得名）。

　　　（2）多羟基醛、多羟基酮及其缩合物（以化学结构定义）。

分类：（1）单糖：不能水解而成为更简单的糖。

　　　（2）低聚糖：能水解成2~10个单糖分子的糖。

　　　（3）多糖：能水解生成10个以上单糖分子的糖。

第一节　单　糖

【知识要点】

　几种单糖的结构特征

　单糖的主要化学性质

单糖一般是含有3~6个碳原子的多羟基醛（醛糖）或多羟基酮（酮糖）。根据分子中碳原子个数又可分为丙糖、丁糖、戊糖和己糖等。自然界中以戊糖和己糖最为普遍，下面介绍与医学关系密切的几种单糖。

一、葡　萄　糖

葡萄糖是最简单、最重要的单糖，化学组成 $C_6H_{12}O_6$，属于六碳醛糖。

（一）结构

开链式　　　　　　　　哈沃斯式

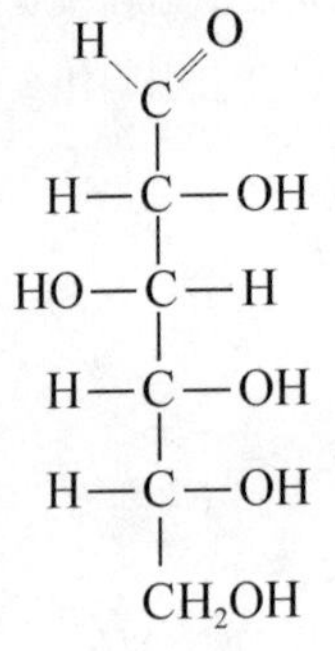

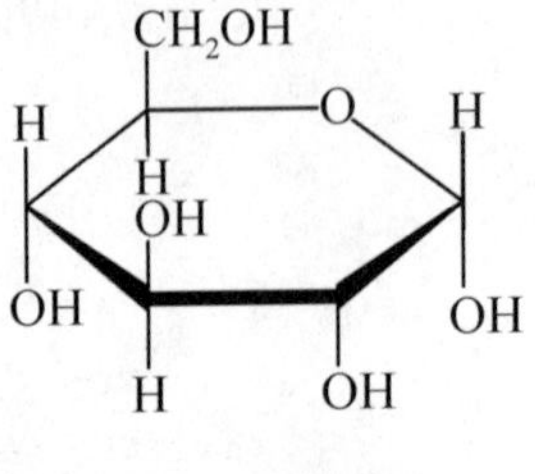

α-葡萄键 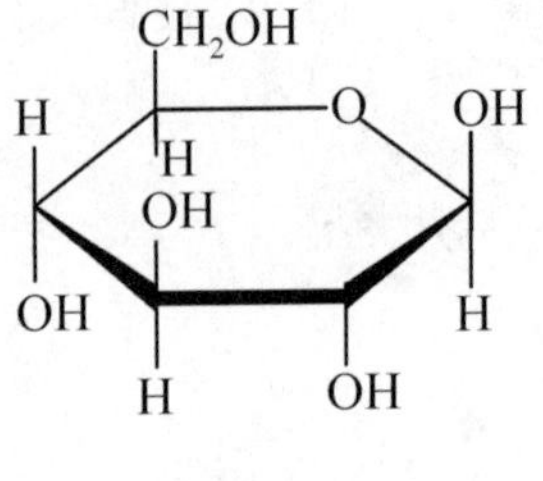　　　　　　　β-葡萄键

$$官能团：—\overset{\overset{\displaystyle O}{\|}}{C}—H、—OH$$

（二）用途

存在于葡萄及其他带有甜味的水果、蜂蜜中，植物的种子、叶、根、花中，动物血液、淋巴液、脊髓液中也有葡萄糖。

无色或白色晶体粉末、有甜味（甜度为蔗糖的 64%），熔点 146℃，易溶于水，稍溶于乙醇，不溶于乙醚。

血糖即人体血液中的葡萄糖（正常值为 3.9～6.0mmol/L 或 0.70～1.10g/L）。

它是供能物质，尤其是神经中枢所需的能量完全由葡萄糖提供。重要的营养物质，可直接被吸收，静脉注射葡萄糖来迅速补充营养就是这个道理，具有强心、利尿、解毒等作用。在人体失水、失血时常用于补充体液，增加人体能量。

二、果 糖

果糖的化学组成为 $C_6H_{12}O_6$，是六碳酮糖，与葡萄糖互为同分异构体。

（一）结构

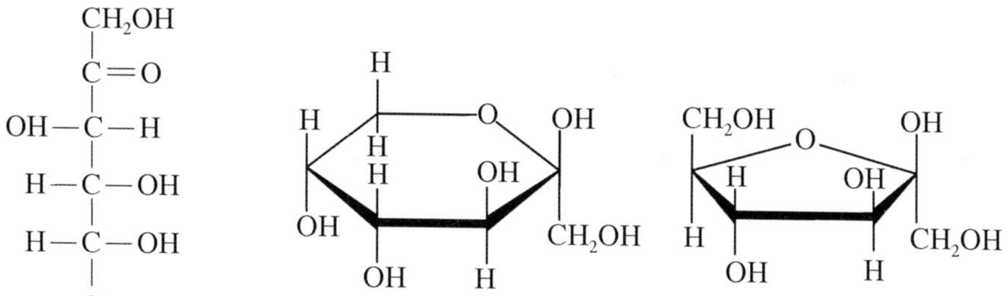

开链式果糖　　　β-果糖（游离态）　　β-果糖（结合态）

哈沃斯式

$$官能团：—\overset{\overset{\displaystyle O}{\|}}{C}—、—OH$$

（二）用途

白色晶体，熔点 103～105℃，易溶于水，是最甜的天然糖，游离于蜂蜜和水果浆汁中，以结合态存在于蔗糖中，某些植物中含有一种多糖叫菊根粉，是由果糖组成的。动物前列腺和精液中也含有果糖。糖在体内代谢的一个重要步骤就是：果糖磷酸酯＋酶→2 分子磷酸丙糖。

三、核糖和脱氧核糖

核糖的化学组成为 $C_5H_{10}O_5$，脱氧核糖的化学组成为 $C_5H_{10}O_4$，它们都是五碳醛糖。

（一）结构

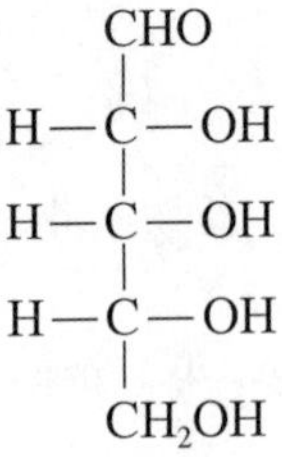

核糖 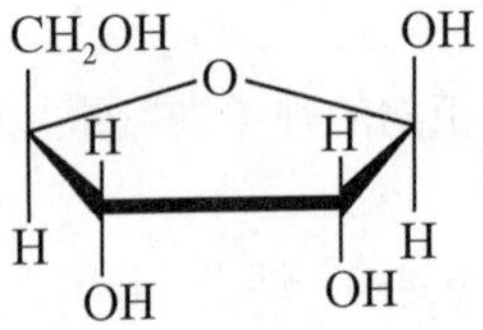　　　　β-核糖 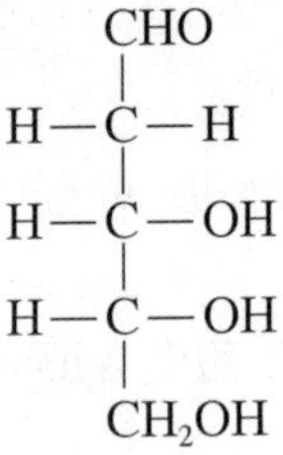　　　　脱氧核糖 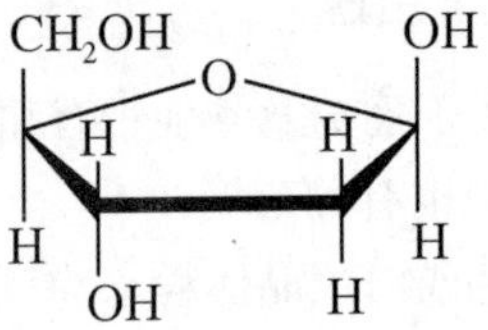　　　β-脱氧核糖

官能团：$-\overset{O}{\underset{}{C}}-H$、$-OH$（二者均含有）

（二）用途

核糖为片状晶体，熔点 87℃，α-脱氧核糖的熔点 78～82℃，β-脱氧核糖的熔点 96～98℃。

核糖是核糖核酸（RNA）的重要组成部分，参加蛋白质的合成，脱氧核糖是脱氧核糖核酸（DNA）的重要组成部分，决定遗传性状，是重要的遗传物质。

四、单糖的性质

单糖具有相似的化学通性，其化学性质与醛相似。

现以葡萄糖为例，单糖的主要化学性质分述如下：

（一）氧化反应

在碱性条件下，单糖都能被弱氧化剂如托伦试剂、斐林试剂和班氏试剂等氧化，由此可见单糖具有还原性，凡是能和弱氧化剂发生反应的糖称为还原性糖，反之则为非还原性糖。

1. 与托伦试剂反应（银镜反应）

$$葡萄糖 + [Ag(NH_3)_2]OH \xrightarrow{\Delta} 氧化混合物 + Ag\downarrow$$

反应完成后有单质银析出，故该反应亦称为银镜反应。

2. 与班氏试剂的反应

$$葡萄糖 + Cu(OH)_2 \xrightarrow{\Delta} 氧化混合物 + Cu_2O\downarrow$$
$$（砖红色）$$

班氏试剂：$CuSO_4 + Na_2CO_3 + 柠檬酸钠$（碱性蓝色溶液，主要成分氢氧化铜）。

在临床上，常用该反应来检验尿液中的葡萄糖。

知识应用

肝 泰 乐

人体内的 D-葡萄糖可在酶的催化下转化为葡萄糖醛酸，即末端的羟甲基被氧化成羧基。它在肝脏中能与一些有毒物质，如醇、酚等结合后，以尿液形式排出体外而达到解毒的作用。葡萄糖醛酸的商品名为"肝泰乐"，是临床上常用的保肝药。

（二）成苷反应

由于单糖的环状结构中苷羟基比较活泼，能够与另一分子糖、醇或酚等含有羟基的化合物作用脱水生成缩醛或缩酮，这种化合物称为糖苷（简称苷）。如下反应：

由于单糖成苷后，分子中失去苷羟基，所以糖苷不再有还原性。

糖苷广泛地存在于植物中，大多数具有生理活性，是许多中草药的有效成分。如洋地黄苷有强心作用，杏仁中的苦杏仁苷有止咳、润喘作用等。

知识链接

糖尿病并发症

糖尿病是一组由多病因引起的以慢性高血糖为特征的终身代谢疾病。糖尿病本身不一定造成危害，但长期血糖增高，大血管、微血管受损并危及心、脑、肾、周围神经、眼睛、足等。据世界卫生组织统计，糖尿病并发症高达 100 多种，是目前已知并发症最多的一种疾病。因糖尿病死亡者有一半以上是心脑血管所致，10%是肾病变所致，因糖尿病截肢是非糖尿病的 10～20 倍，为此预防糖尿病的并发症是至关重要的社会问题，糖尿病患者除了经常查血糖外，还要定期检查血生化，监测心、脑、肾功能和检查眼底。

【知识归纳】

知识点	知识内容
1. 单糖的结构及常见单糖	醛糖和酮糖、葡萄糖、果糖、核糖、脱氧核糖
2. 单糖的性质	① 银镜反应
	② 与班氏试剂的反应
	③ 成苷反应
3. 葡萄糖的鉴别	班氏试剂

第二节　双糖和多糖

【知识要点】

几种双糖的结构组成特点及性质

几种多糖的结构组成特点及性质

双糖是由两分子单糖脱水缩合而成的糖。常见的双糖有蔗糖、乳糖、麦芽糖等，它们的分子式都为 $C_{12}H_{22}O_{11}$，互为同分异构体。

一、常见的双糖

（一）蔗糖

1. 结构   蔗糖是由 1 分子 α- 葡萄糖和 1 分子 β- 果糖脱水形成，其结构式为：

α-葡萄糖部分   β-果糖部分

结构中已没有自由的苷羟基，故蔗糖为非还原性糖。

2. 性质   蔗糖性质主要是水解过程。

$$蔗糖 + H_2O \xrightarrow{H^+ 或酶} 葡萄糖 + 果糖$$

3. 用途   纯净的蔗糖为白色晶体，熔点 168～186℃（分解），易溶于水，甜度仅次于果糖。广泛存在于植物中，食用糖中红糖、白糖和冰糖都属于蔗糖。

蔗糖在医药上用作矫味剂，高浓度时蔗糖能抑制细菌生长，因此可用作医药上的防腐剂和抗氧剂。

（二）麦芽糖

1. 结构   麦芽糖是由 2 个分子的 α- 葡萄糖脱水缩合而成，其结构式为：

α-葡萄糖部分   α-葡萄糖部分

结构中仍有一个自己的苷羟基，故麦芽糖属于还原性糖。

2. 性质   麦芽糖具有还原性，可发生类似于单糖的若干反应。其水解过程如下：

$$麦芽糖 + H_2O \xrightarrow{H^+ 或酶} 2α- 葡萄糖$$

3. 用途   纯净的麦芽糖为白色晶体，熔点 102～103℃，易溶于水，甜度约为蔗糖的46%。是饴糖的主要成分，可用作糖果及细菌的培养基。它是一种廉价的营养食品。

（三）乳糖

1. 结构   乳糖是由 1 个分子 β- 半乳糖与 1 分子 α- 葡萄糖脱水缩合而成，其结构式为：

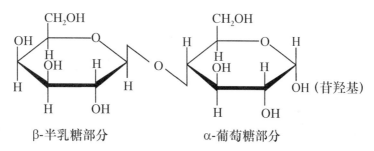

β-半乳糖部分　　　　α-葡萄糖部分

由于乳糖分子中仍有自由的苷羟基，故为还原性糖。

2．性质　乳糖具有还原性，可以发生类似于单糖的化学反应，其水解过程为：

$$乳糖 + H_2O \xrightarrow{\text{H}^+\text{或酶}} \beta\text{-半乳糖} + \alpha\text{-葡萄糖}$$

3．用途　纯净的乳糖为白色粉末，在水中溶解度小，微甜。存在于乳汁中，人乳：6%～7%，牛乳：4%～5%，是婴幼儿发育必需的营养物质。在医药上用作片剂、散剂的矫味剂和填充剂。

 知识应用

糖的甜度比较

所谓甜度，目前并没有客观的物理及化学方法可以测定，主要是利用主观的人工品评来加以比较，所以甜度是相对而不是绝对的。以蔗糖的甜度 100 为计，各种糖的甜度比为：

种类	甜度	种类	甜度
90% 果糖糖浆	160～173	42% 果糖糖浆	100
蔗糖	100	葡萄糖	64
蜂蜜	97	麦芽糖	46
蔗糖蜜	74	乳糖	30
枫糖浆	64	玉米糖浆	30

二、常见的多糖

多糖是由许多个单糖分子脱水缩合而成的化合物，可用通式（$C_6H_{10}O_5$）$_n$ 表示，分子量大，属于天然高分子化合物，广泛存在于动物和植物体中。

多糖具有重要的生理功能，与生命现象密切相关，如淀粉和糖原是葡萄糖的储存形式，蛋白多糖是组织间质及各种黏液的重要成分。此外，许多酶、激素的作用也与其中所含的多糖有关。

在性质上多糖均无还原性，属非还原性糖、无甜味，大多不溶于水，少数多糖能与水形成胶体溶液。在酸或酶作用下，多糖可以逐步水解，最终产物是单糖。

（一）淀粉

淀粉大量存在于植物的种子和块茎里，是绿色植物进行光合作用的产物，是植物储存营养物质的一种形式，也是人类最重要的食物之一。

1．结构　天然淀粉由直链淀粉和支链淀粉组成，组成单元为 α-葡萄糖，两者结构见图9-1，

图 9-2。

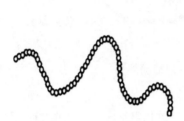

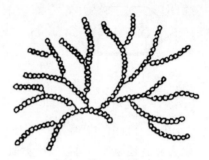

图 9-1　直链淀粉结构　　　　图 9-2　支链淀粉结构

2. 性质　玉米淀粉中直链淀粉占 27%，其余为支链淀粉；而糯米主要是支链淀粉，有些豆类淀粉全是直链淀粉。直链淀粉比支链淀粉容易消化，又称为可溶性淀粉，溶于热水成胶体溶液，加碘变深蓝色，支链淀粉又称胶体淀粉，溶于冷水，在热水中膨胀成浆糊状，加碘呈蓝紫色。

在稀酸或酶作用下，淀粉能水解。在人体内，淀粉由淀粉酶转化为麦芽糖，麦芽糖在肠液中继续水解为人体可吸收的葡萄糖。其在人体内的水解过程如下：

$$(C_6H_{10}O_5)_n \longrightarrow (C_6H_{10}O_5)_m \longrightarrow C_{12}H_{22}O_{11} \longrightarrow C_6H_{12}O_6 \qquad (n > m)$$

淀粉　　　　　　　糊精　　　　　　麦芽糖　　　　α- 葡萄糖

（二）糖原

糖原是人和动物体内葡萄糖的储存形式，又称为动物淀粉，主要存在于肝和肌肉中，有肝糖原和肌糖原之分。糖原也存在于酵母菌和细菌中。

1. 结构　糖原的组成单元是 α- 葡萄糖，结构类似于支链淀粉，但它支链更多、更稠密，相对分子量更大，形成像树杈状的紧密结构，其结构如图 9-3 所示。

2. 性质　糖原是无定型粉末，溶于热水形成透明胶体溶液，与碘作用显红棕色，水解产物最终是 α- 葡萄糖。

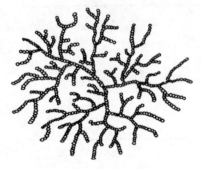

图 9-3　糖原结构示意图

糖原在人体代谢中对维持血液中的血糖浓度起着重要作用，其平衡转化关系如下：

血糖浓度↑：血糖＋肝胰岛素→糖原

血糖浓度↓：糖原＋肝胰岛素→葡萄糖

（三）纤维素

纤维素是自然界分布最广的多糖，绝大多数是由绿色植物通过光合作用合成的，是构成植物细胞壁的主要成分，木材中 50%～70%，棉花中含 90% 以上。

1. 结构　纤维素的结构单元是 β- 葡萄糖，相对分子质量很大。其结构与直链淀粉相似，可用通式（$C_6H_{10}O_5$）n 表示。

2. 性质　纤维素是白色、无气味和味道、呈纤维状结构的物质。其性质稳定，一般不溶于水和有机溶剂，但在一定条件下，某些酸、碱和盐的水溶液可使纤维素产生无限溶胀或溶解。

食草动物体内有纤维素水解酶，能将纤维素水解成葡萄糖，所以纤维素可作为食草动物的饲料；人体胃肠不能分泌纤维素水解酶，因此纤维素不能直接作为人的营养食物，但它能刺激肠胃蠕动和分泌消化液，具有通便作用，所以纤维素在人类食物中也是不可缺少的。为此，多吃蔬菜、水果以保持足量的纤维素对于人体健康有着重要的意义。

知识链接

红薯淀粉的营养与功效

红薯，又称山芋、地瓜。含有丰富的糖质、维生素、矿物质、食物纤维等。红薯中的胡萝卜素、维生素 B_1 等多种维生素，为维持人体健康所必需。

红薯中的淀粉加热后呈糊状，使得不耐热且易溶于水的维生素 C 得到了很好的保护。其中的矿物质对于维持和调节人体的功能起着十分重要的作用，红薯淀粉中的钙和镁，可预防骨质疏松症，钾具有降低血压的作用。红薯经过蒸煮后，部分淀粉发生变化，与生食相比可增加 40% 左右的食物纤维。多种不溶于水纤维的增加，可有效刺激肠道，促进排便。红薯还能抑制肌肤老化。红薯中的绿原酸，可抑制被认为能导致出现雀斑和老人斑的黑色素产生。红薯经过处理后所得的淀粉，不但没有破坏其含有的营养成分，反而更好的保护了红薯本身的营养成分，增加了人们食用的口感。特别是红薯含有丰富的赖氨酸，而大米、面粉恰恰缺乏赖氨酸，但是很多人却没有意识到。

专家表示，红薯不但营养均衡，而且具有鲜为人知的防止亚健康、减肥、健美和抗癌等作用。目前，世界卫生组织（WHO）评选出了六大类健康食品，人们熟悉的红薯，被列为 13 种最佳蔬菜的冠军。

【知识归纳】

知识点	知识内容
1. 双糖（1）双糖的通式及代表物 　　　（2）主要性质：水解反应	$C_{12}H_{22}O_{11}$、蔗糖、麦芽糖、乳糖 蔗糖＋H_2O $\xrightarrow{H^+或酶}$ 葡萄糖＋果糖 麦芽糖＋H_2O $\xrightarrow{H^+或酶}$ 2 葡萄糖 乳糖＋H_2O $\xrightarrow{H^+或酶}$ 半乳糖＋葡萄糖
2. 多糖（1）多糖的通式及代表物 　　　（2）主要性质：水解反应 　　　（3）淀粉和糖原的鉴别	$(C_6H_{10}O_5)n$、淀物、糖原、纤维素 淀粉 $(C_6H_{10}O_5)n$ $\longrightarrow$ α-葡萄糖 糖原 $(C_6H_{10}O_5)n$ $\longrightarrow$ α-葡萄糖 纤维素 $(C_6H_{10}O_5)n$ $\longrightarrow$ β-葡萄糖 碘液作用变色

 目 标 检 测

一、名词解释

1. 糖类　　　　　2. 血糖

3. 还原性糖　　　4. 班氏试剂

二、选择题

1. 下列说法正确的是（　　　）

　A. 糖类都符合通式 $C_n(H_2O)_m$

　B. 糖类都有甜味

　C. 糖类含有 C、H、O 三种元素

　D. 糖类都能水解

2. 下列糖中属于非还原性糖的是（　　　）

　A. 葡萄糖　　　　　B. 果糖

　C. 蔗糖　　　　　　D. 麦芽糖

3. 下列糖中最甜的是（　　　）

　A. 葡萄糖　　　　　B. 果糖

　C. 蔗糖　　　　　　D. 核糖

4. 下列糖中组成单元仅为 α-葡萄糖的是（　　　）

A. 蔗糖　　　　　　B. 淀粉

C. 纤维素　　　　　D. 乳糖

5. 下列糖中，人体消化酶不能消化的是（　　）

A. 糖原　　　　　　B. 淀粉

C. 葡萄糖　　　　　D. 纤维素

6. 血糖通常是血液中的（　　）

A. 果糖　　　　　　B. 糖原

C. 葡萄糖　　　　　D. 麦芽糖

7. 临床上用于检验糖尿病患者尿液中葡萄糖的试剂是（　　）

A. 托伦试剂　　　　B. 班氏试剂

C. 酒精　　　　　　D. Cu_2O

8. 下列化合物中，具有还原作用的是（　　）

A. 纤维素　　　　　B. 糖原

C. 淀粉　　　　　　D. 乳糖

9. 下列化合物中既有还原性又能水解的是（　　）

A. 果糖　　　　　　B. 蔗糖

C. 麦芽糖　　　　　D. 淀粉

10. 下列不是同分异构体的是（　　）

A. 麦芽糖与蔗糖　　B. 蔗糖与乳糖

C. 葡萄糖　　　　　D. 核糖与脱氧核糖

三、用化学方法鉴别下列各组化合物

1. 果糖和蔗糖

2. 乳糖和淀粉

3. 葡萄糖、蔗糖和淀粉

4. 淀粉、糖原、核糖和蔗糖

四、叙述葡萄糖在医学、护理学上的意义。

（马翼寅）

第 10 章　氨基酸和蛋白质

凡有生命的物质无不含有蛋白质，它是一切细胞内的重要组成成分，是生命的重要物质基础。一切重要的生命现象和生理功能，如机体的运动、消化、生长、遗传和繁殖等都与蛋白质、核酸密切相关。氨基酸是组成蛋白质的基本成分单位，要认识蛋白质必须首先了解氨基酸。

第一节　氨　基　酸

【知识要点】

α- 氨基酸的结构

α- 氨基酸的两性电离

一、氨基酸的结构、分类和命名

1. 概念　从结构上看，羧酸分子中烃基上的氢原子被氨基（—NH_2）取代生成的化合物，称为氨基酸。

2. 结构特点　氨基酸分子中含有氨基和羧基属于具有复合官能团的化合物。

3. 分类　目前发现的天然氨基酸约有 300 种，但在生物体内作为合成蛋白质原料的有 20 余种，其中有 8 种人体自身不能合成，必须从食物中获取，缺乏时会引起疾病，故称其为必需氨基酸（表 10-1 中标有 * 的即为必需氨基酸）。根据氨基酸分子中氨基和羧基的相对位置不同，可分为 α- 氨基酸、β- 氨基酸、γ- 氨基酸或 δ- 氨基酸。构成蛋白质的氨基酸都是 α- 氨基酸，其结构通式可表示为：

$$R - \overset{\alpha}{\underset{NH_2}{CH}} - COOH$$

4. 命名　氨基酸的系统命名法与羧基酸类同，即以羧酸为主体，氨基以取代基来命名。

氨基酸按其来源或性质而得俗名。如天门冬氨基酸最初是从植物天门冬的幼苗中发现而得名，甘氨酸因具有甜味而得名。

重要的 α- 氨基酸的分类、名称、结构式、简写符号和等电点见表 10-1。

表 10-1　重要的 α- 氨基酸

分类		名称	结构式	简写符号			等电点
				中文	英文	字母代号	（pI）
脂肪族氨基酸	氨基羧基氨基酸	甘氨酸（α- 氨基乙酸）	CH_2-COOH | NH_2	甘	Gly	G	5.97
		丙氨酸（α- 氨基丙酸）	$CH_3-CH-COOH$ | NH_2	丙	Ala	A	6.02
		*缬氨酸（α- 氨基异戊酸）	CH_3 | $CH-CH-COOH$ |　　| CH_3　NH_2	缬	Val	V	5.96

续表

分类		名称	结构式	简写符号			等电点
				中文	英文	字母代号	（pl）
脂肪族氨基酸	氨基羧基氨基酸	* 亮氨酸（α- 氨基异己酸）	$\begin{matrix}CH_3\\CH_3\end{matrix}CH-CH_2-\underset{NH_2}{CH}-COOH$	亮	Leu	L	5.98
		* 异亮氨酸（β- 甲基 -α 氨基戊酸）	$CH_3-CH_2-\underset{CH_3}{CH}-\underset{NH_2}{CH}-COOH$	异	Ile	I	6.02
		丝氨酸（β- 羟基 -α- 氨基丙酸）	$\underset{OH}{CH_2}-\underset{NH_2}{CH}-COOH$	丝	Ser	S	5.68
		* 苏氨酸（β- 羟基 -α- 氨基丁酸）	$CH_3-\underset{OH}{CH}-\underset{NH_2}{CH}-COOH$	苏	Thr	T	5.60
		* 蛋氨酸（γ- 甲硫基 -α- 氨基丁酸）（甲硫氨酸）	$CH_3-S-(CH_2)_2-\underset{NH_2}{CH}-COOH$	蛋	Met	M	5.75
		半胱氨酸（β- 巯基 -α- 氨基丙酸）	$\underset{SH}{CH_2}-\underset{NH_2}{CH}-COOH$	半胱	Cys	C	5.07
	氨基二羧基氨基酸	天门冬氨酸（α- 氨基丁二酸）	$HOOC-CH_2-\underset{NH_2}{CH}-COOH$	天	Asp	D	2.98
		谷氨酸（α- 氨基戊二酸）	$HOOC-CH_2-CH_2-\underset{NH_2}{CH}-COOH$	谷	Glu	E	3.22
	一氨基一羧基氨基酸	* 赖氨酸（α，ε- 二氨基己酸）	$\underset{NH_2}{CH_2}-(CH_2)_3-\underset{NH_2}{CH}-COOH$	赖	Lys	K	9.74
		精氨酸（δ- 胍基 -α- 氨基戊酸）	$H_2N-\underset{NH}{C}-NH(CH_2)_3-\underset{NH_2}{CH}-COOH$	精	Arg	R	10.76
芳香族氨基酸		* 苯丙氨酸（β- 苯基 -α- 氨基丙酸）	$\text{C}_6\text{H}_5-CH_2-\underset{NH_2}{CH}-COOH$	苯	Phe	F	5.48
		酪氨酸（β- 对羟苯基 -α- 氨基丙酸）	$HO-\text{C}_6\text{H}_4-CH_2-\underset{NH_2}{CH}-COOH$	酪	Tyr	Y	5.66
杂环氨基酸		脯氨酸（α- 羟基四氢吡咯）	（吡咯环）-COOH	脯	Pro	P	6.48
		* 色氨酸（β-（3- 吲哚）-α- 氨基丙酸）	$CH_2-\underset{NH_2}{CH}-COOH$（吲哚环）	色	Trp	W	5.89
		组氨酸（β-（5- 咪唑）-α- 氨基丙酸）	（咪唑环）$CH_2-\underset{NH_2}{CH}-COOH$	组	His	H	7.59

表中标 * 的为必需氨基酸

二、氨基酸的性质

（一）物理性质

α-氨基酸都是无色晶体，熔点较高（多在 $200 \sim 300℃$），均能溶于强酸、强碱溶液中，大多数氨基酸易溶于水而难溶于酒精、乙醚等有机溶剂。氨基酸有的具有甜味，但也有苦味或无味的，而调味品味精的主要成分谷氨酸的钠盐则具有鲜味。

（二）化学性质

氨基酸分子中含有氨基和羧基，故具有二者基团各自的通性；由于分子内基团之间的相互影响，又有自身的特性。

1. 两性电离和等电点　氨基酸分子中含有酸性羧基和碱性氨基，是两性化合物，具有两性电离的性质。

$$\text{酸式电离} \quad \overset{\overset{\displaystyle NH_2}{|}}{RCHCOOH} \rightleftharpoons \overset{\overset{\displaystyle NH_2}{|}}{RCHCOOH^-} + H^+$$

$$\text{碱式电离} \quad \overset{\overset{\displaystyle NH_2}{|}}{RCHCOOH} + H_2O \rightleftharpoons \overset{\overset{\displaystyle NH_3^+}{|}}{RCHCOOH} + OH^-$$

$$\text{两性电离} \quad \overset{\overset{\displaystyle NH_2}{|}}{RCHCOOH} \rightleftharpoons \overset{\overset{\displaystyle NH_3^+}{|}}{RCHCOO^-}$$

在其中的某一部分带单位正电荷，而另一部分带单位负电荷，正、负电荷的电量相等的同一微粒，称为两性离子，又称为分子内盐。

两性离子的净电荷为零，而处于等电状态，在电场中不向任何一极移动，这时溶液的 pH 叫作该溶液的等电点（pI）。

在等电点时，氨基酸的溶解度、黏度和吸水性最小，最易从溶液中沉淀析出。因此，根据不同氨基酸有不同的等电点，利用调节等电点的方法，可用调节 pH，使不同的氨基酸在各自的等电点沉淀析出，以达到分离、提纯的目的。

氨基酸在酸、碱性溶液的变化，可表示如下：

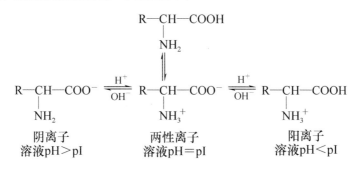

知识应用

氨基酸在临床医学中的应用

在医药上氨基酸主要用来制备复方氨基酸注射液，由多种氨基酸组成的复方制剂在现代静脉营养液以及

"要素饮食"疗法中占有非常重要的地位,对维持危重病人的营养,抢救患者生命起到积极作用,成为现代医学中不可少的医药品种之一。

2. 成肽反应 两个氨基酸分子(可以相同,也可以不同),在酸或碱的存在下加热,通过一分子的氨基与另一分子的羧基间脱去一分子水,缩合形成含有肽键($-\overset{O}{\overset{\|}{C}}-\overset{H}{\overset{|}{N}}-$)的化合物,称为成肽反应。例如:

$$H_2N-CH-\overset{O}{\overset{\|}{C}}\boxed{-OH+H-}\overset{H}{\overset{|}{N}}-CH-COOH \xrightarrow[\triangle]{-H_2O}$$
$$\underset{R}{\qquad} \qquad\qquad\qquad \underset{R}{\qquad}$$

$$H_2N-CH-\boxed{\overset{O}{\overset{\|}{C}}-\overset{H}{\overset{|}{N}}}-CH-COOH$$
$$\underset{R}{\qquad}\qquad\qquad\qquad\underset{R}{\qquad}$$

由两个氨基酸分子脱水后形成的含有肽键的化合物称为二肽。二肽还可以继续与其他氨基酸分子脱水生成三肽、四肽、五肽以至更长的多肽。

$$H_2N-CH-\overset{O}{\overset{\|}{C}}-\overset{H}{\overset{|}{N}}-CH-\overset{O}{\overset{\|}{C}}-\overset{H}{\overset{|}{N}}-CH-\overset{O}{\overset{\|}{C}}\cdots\cdots-\overset{H}{\overset{|}{N}}-CH-COOH$$
$$\underset{R_1}{\qquad}\qquad\underset{R_2}{\qquad}\qquad\underset{R_3}{\qquad}\qquad\qquad\underset{R_n}{\qquad}$$

多肽链

多种氨基酸分子按不同的排列顺序以肽键相互结合,可以形成千百万种具有不同理化性质和生理活性的多肽链。相对分子质量在 10000 以上的,并具有一定空间结构的多肽,称为蛋白质。

💗**知识链接**

蚕　丝

养蚕起源于我国,已有五千多年悠久的历史,并通过"丝绸之路"将缫丝、织绸的技术传到意大利、法国、日本、朝鲜和印度等国。蚕丝是蚕体丝腺排出的黏状丝液,在空气中凝固成的蛋白质纤维,它是由 18 种氨基酸组成的。每根蚕丝由两根绞在一起的丝素构成,丝素外有丝胶包裹,丝胶易溶于水,缫丝时将它除去。用蚕丝织成的丝绸是高级衣料,手感柔软,富有光泽,弹性比棉、毛纤维好,透气吸湿性俱佳。全世界年产蚕丝约 8 万多吨,我国年产就有 5 万多吨。

【知识归纳】

知识点	知识内容
概念	羧酸分子中羟基上的氢原子被氨基取代生成的化合物
结构通式	$\overset{\alpha}{R-CH-COOH}$ （α-氨基酸） 　　　$\underset{NH_2}{\quad}$
结构特点	分子中既有酸性的羧基(—COOH),又有碱性的氨基(—NH₂)
主要性质	(1)既能与酸,又能与碱反应
	(2)分子间能相互结合形成高分子化合物

第二节　蛋　白　质

【知识要点】

蛋白质的两性电离及等电点

蛋白质的变性

蛋白质是由 α- 氨基酸组成的结构复杂的生物高分子化合物。其化学性质有些与 α- 氨基酸相似，如两性电离等，也有些与 α- 氨基酸不同，如盐析、水解、变性等。

蛋白质是组成一切细胞和组织的重要成分，约为人体干重的 45%。蛋白质是生命的物质基础，没有蛋白质就没有生命。

一、蛋白质的组成

蛋白质的组成元素主要含有碳、氢、氧、氮、硫，有些蛋白质还有磷、铁、镁、碘、铜、锌等（表 10-2）。

表 10-2　动物蛋白质中的主要元素组成

元素	C	H	O	N	S
组成（%）	50～55	6.5～7.5	21～24	15～18	0.3～3.0

蛋白质分子的重要特征是含氮。大多数蛋白质的含氮量很接近，即有 100g 蛋白质平均约有 16g 氮，相当于 100/16＝6.25。故 6.25 称为蛋白质系数。只要测定生物样品中的含氮量，就可计算出其中蛋白质的大约含量。

二、蛋白质的结构

蛋白质种类繁多，结构复杂。各种蛋白质的特定结构，决定了其特定的生理功能。通常把蛋白质的结构分为四级（图 10-1）。

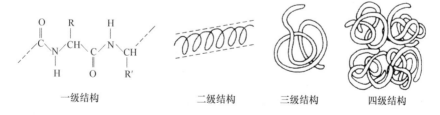

一级结构　　　　二级结构　　　三级结构　　　四级结构

图 10-1　蛋白质的一、二、三、四级结构示意图

1. 蛋白质的一级结构　蛋白质分子的多肽链中，α- 氨基酸的排列顺序称为蛋白质的一级结构。其中肽键为主键，该结构对整个蛋白质的性质起着决定性作用。

2. 蛋白质的空间结构　蛋白质的二级、三级、四级结构又统称为蛋白质的空间结构或高级结构。

（1）蛋白质分子以螺旋方式卷曲而成的空间结构，称为蛋白质的二级结构。氢键在维持和固定蛋白质的二级结构中起了重要作用。

（2）这些线状的、螺旋状的分子往往还要以一定的方式进一步卷曲，折叠形成更为复杂且有一定规律的空间结构，这就是蛋白质的三级结构。

（3）还有些更复杂的蛋白质分子是由两条或多条具有三级结构的肽链，以一定方式聚合而成的聚合体，称为蛋白质的四级结构。

三、蛋白质的性质

蛋白质是由氨基酸组成的结构复杂的高分子化合物，其化学性质有些和氨基酸相似，有些又不同于氨基酸的特性。

（一）两性电离及等电点

蛋白质的多肽链无论多长，总有自由的氨基（N端）和羧基（C端），因此它也具有两性电离，既可与酸又可与碱作用生成盐。

蛋白质在水溶液中带电情况除本身的结构所决定，也与溶液的 pH 有关，调节酸度可通过平衡移动改变之。当蛋白质溶液在某一定 pH 时，其分子所带的正、负电荷相等成为两性离子，在电场中既不向正极也不向负极移动。此时溶液的 pH 即为该蛋白质的等电点（PI）。

若用缩写 $P{<}^{NH_2}_{COOH}$ 表示某蛋白质分子，则它在酸、碱溶液中的电离情况可表示如下：

$$
P{<}^{NH_2}_{COO^-} \underset{OH^-}{\overset{H^+}{\rightleftharpoons}} P{<}^{NH_3^+}_{COO^-} \underset{OH^-}{\overset{H^+}{\rightleftharpoons}} P{<}^{NH_3^+}_{COOH}
$$

阴离子　　　　两性离子　　　　阳离子
pH＞pI　　　　pH＝pI　　　　pH＜pI

不同的蛋白质具有不同的等电点（表10-3）。一般含酸性氨基酸较多的蛋白质，其 PI＜7，含碱性氨基酸较多的蛋白质，其 PI＞7。大多数蛋白质的 PI 接近 5，故在人体血浆 pH 正常范围 7.35～7.45 的环境内，血浆中蛋白质均以阴离子形式与体内的 K^+、Na^+、Ca^{2+}、Mg^{2+} 等结合成盐。在体内蛋白质与蛋白质盐可组成缓冲对，对血液起着重要的缓冲作用。

表 10-3　几种蛋白质的等电点（PI）

蛋白质名称	来源	PI	蛋白质名称	来源	PI
白明胶	动物皮	4.8～4.85	血清球蛋白	马血	5.4～5.5
乳球蛋白	牛乳	4.5～5.5	肌球蛋白	肌肉	7.0
酪蛋白	牛乳	4.6	肌凝蛋白	肌肉	6.2～6.6
卵清蛋白	鸡蛋	4.84～4.9	胃蛋白酶	猪胃	2.75～3.0
血清蛋白	马血	4.88	胰蛋白酶	胰液	5.0

在等电点时，蛋白质的溶解度最小，最容易从溶液中析出。这一性质常在蛋白质分离、提

纯时应用。

在同一 pH 缓冲溶液中，各蛋白质所带电量和电性的不同，造成其在电场中进行电泳的方向和速度也不同。利用这一性质进行蛋白质的分离和分析，称为蛋白质电泳分析法。血清蛋白电泳是临床检验中最常用的项目之一。

（二）蛋白质的沉淀

蛋白质分子表面有许多极性基团，易吸附水分子而形成较强的水的溶剂化现象，这是其稳定因素之一；此外，在非等电状态下，蛋白质离子带有相同电性，相互作用而难以聚沉，这是它稳定的另一个因素。

如果改变这些相对稳定的因素，就可使蛋白质发生聚沉。其方法主要有：

1. 盐析　向蛋白质溶液中加入大量的无机盐，使蛋白质沉淀析出的过程，叫作盐析。盐析是个可逆过程，加水沉淀又能重新溶解。因此，采用盐析方法可以分离提纯蛋白质。

盐析所需盐的最小量叫作盐析浓度。使不同的蛋白质发生盐析所需的浓度不同。因此，调节盐的浓度，可使蛋白溶液中的几种蛋白质分段析出，从而得以分离，这种操作方法叫作分段盐析。在临床上，利用分段盐析可以测定血清蛋白和球蛋白的含量，借以帮助诊断某些疾病。

[演示实验 10-1] 在盛有鸡蛋白的氯化钠溶液的试管里，加入等量的饱和硫酸铵溶液，可以观察到有絮状沉淀析出，倾出少量浑浊液与另一试管中，加入两倍体积的水振荡，可见析出沉淀重新溶解。

2. 脱水剂沉淀法　向蛋白质溶液中加入适量的极性较大的有机溶剂如乙醇、丙酮等，能破坏蛋白质分子的水化膜，使其沉淀的方法。

3. 重金属盐沉淀法　重金属离子如 Hg^{2+}、Ag^+ 等能与蛋白质阴离子结合产生沉淀，临床上常用蛋清或牛乳解救误服重金属盐的病人，目的是使重金属离子与蛋白质结合而沉淀，阻止重金属离子在体内的吸收。重金属盐的杀菌也是根据这一原理。

（三）蛋白质的变性

蛋白质由于某些物理或化学因素（如加热、高压、紫外线、超声波、强酸、强碱、重金属盐等）的影响，使其理化性质改变，丧失生理活性，这种现象称为蛋白质的变性。变性后的蛋白质称为变性蛋白质。

[演示实验 10-2] 将盛有 2ml 鸡蛋白溶液的试管放在酒精灯上加热，观察现象；再加适量的水，震荡观察现象。

实验现象表明，蛋白质加热后会发生沉淀，加入适量清水后，沉淀不再溶解，说明蛋白质发生了变性。

（四）蛋白质的水解

蛋白质在酸、碱水溶液中加热或在酶的作用下，能逐步水解为分子量较小的化合物，最后得到各种 α- 氨基酸。其水解过程如下：

$$蛋白质 \xrightarrow{H_2O} 胨（初解蛋白质） \xrightarrow{H_2O} 胨（消化蛋白质） \xrightarrow{H_2O} 多肽 \xrightarrow{H_2O} \cdots \xrightarrow{H_2O}$$

$$二肽 \xrightarrow{H_2O} \alpha- 氨基酸$$

人类从食物里摄取的蛋白质，必须在消化道内经各种酶的催化，水解为氨基酸，才能被肠壁吸收入血，然后在体内重新合成为人体所需的各种蛋白质。因此，蛋白质的水解反应，对研究蛋白质及其在生物体内的代谢都具有重要的意义。

（五）蛋白质的颜色反应

1. 缩二脲反应　由于蛋白质分子中含有多个肽键，所以蛋白质也发生缩二脲反应。

[**演示实验 10-3**] 取鸡蛋白溶液适量放在试管中，加入等量 10% 氢氧化钠溶液，摇匀，再加数滴 5% 硫酸铜溶液，振荡，结果溶液显紫红色。

蛋白质的含量越多，产生的颜色越深。此反应可用于蛋白质的定性和定量测定，如测定血清中的蛋白质含量。

2. 黄蛋白反应　分子中含有苯环的蛋白质与浓硝酸作用生成黄色沉淀，再加氨水处理后变成橙色，称为黄蛋白反应。

皮肤、指甲等不慎溅上浓硝酸后出现黄色，就是这个原因。

 知识应用

1. 医用酒精选用 75% 的原因
2. 用放射性同位素治疗肿瘤的理由
3. 临床上解救重金属中毒患者的方法

四、蛋白质的分类

蛋白质种类繁多，结构复杂，这里仅根据其组成和形状进行分类。

（一）根据蛋白质分子的组成分类

1. 单纯蛋白质　只有 α- 氨基酸组成的蛋白质称为单纯蛋白质，如鸡蛋中的卵清蛋白，血清中的白蛋白和球蛋白。

2. 结合蛋白质　由单纯蛋白质和非蛋白质（辅基）结合而成的蛋白质称为结合蛋白质。

辅基为糖时称为糖蛋白；辅基为核酸时称为核蛋白；辅基为血红素时称为血红蛋白。人体中的蛋白质绝大多数都以结合蛋白质的形式存在。其中最重要的是核蛋白和血红蛋白。它们均具有重要的生理功能。

（二）根据蛋白质分子的形状分类

1. 纤维状蛋白质　如肌腱、肺的胶原蛋白，毛发、皮肤中的角蛋白，蚕丝中的丝蛋白等。
2. 球状蛋白质　如蛋清蛋白、酪蛋白、血红素等。

 知识链接

营养与膳食

在营养过程中的营养物质，称为营养素。人类的营养素通常包括蛋白质、糖类、脂肪、无机物、维生素、膳食纤维和水七类。它们的主要功能有：参与组织、细胞的构成和修复、更新；能提供人体所需能量；维持人体正常的生理功能；调节体液的物理、化学特性；完成生物化学信号的传递和接受；也是基因的组成成分，担负遗传等。

合理膳食是营养之本，应在平衡膳食原则指导下进行。如何合理膳食做到合理营养呢？建议从以下做起：

①不要挑食、偏食；②合理分配进食；③注意饥饱平衡；④讲究饮食卫生；⑤饮食宜清淡；⑥提倡细嚼慢咽。

【知识归纳】

知识点	知识内容
概念	蛋白质是生物高分子化合物，它存在于所有动、植物的原生质内
结构类型	蛋白质的结构分为 Ⅰ 、Ⅱ 、Ⅲ 、Ⅳ 四个类型
结构特点	由不同的氨基酸相互结合而成，分子中有羧基和氨基，也是两性物质
主要性质	（1）具有两性
	（2）盐析
	（3）变性
	（4）沉淀及作用
	（5）水解，在酸、碱或酶的作用下水解，最终得到各种 α- 氨基酸
	（6）颜色反应：介绍了缩二脲和黄蛋白的颜色反应
	（7）类型：以其形状和组成进行分类

第三节 核 酸

【知识要点】

核酸的基本成分

核酸是一类含磷的生物高分子化合物。它既可以和蛋白质结合而成核蛋白，也可以游离态存在。由于最早由细胞核中分离得到，而且具有酸性而得名。现在知道核酸除了存在于细胞核中外，还存在于细胞的其他部分。

核酸根据化学组成成分和功能的不同可分为核糖核酸（RNA）和脱氧核糖核酸（DNA）两类。RNA 主要参与遗传信息的表达过程及蛋白质的生物合成；DNA 是生物遗传的物质基础，具有储存和传递信息功能，并决定生物体的遗传性状。RNA 和 DNA 都参与和控制体内酶及蛋白质的合成。

核酸在稀盐酸中可以逐步水解，水解的最终产物是磷酸、戊糖和碱基。所以，核酸是由磷酸、戊糖和碱基通过一定的方式结合而成的。

RNA 和 DNA 中的糖都是五碳醛糖，它们均以环状结构存在于核酸中。RNA 中的为核糖，DNA 中的戊糖是 2- 脱氧核糖，其差别仅在于 2 号碳原子上少了一个氧原子。

核酸中的碱基是含氮原子的碱性环状化合物，分为两类：嘧啶碱和嘌呤碱。RNA 和 DNA 中各含有两种嘧啶碱和两种嘌呤碱，碱基中的氮原子与戊糖相连形成核苷，核苷与磷酸相连形成了组成核酸的基本单元—核苷酸。核苷酸一个接一个形成的聚核苷酸链就是核酸。核酸在酶催化下完全水解产物如图 10-2 所示。

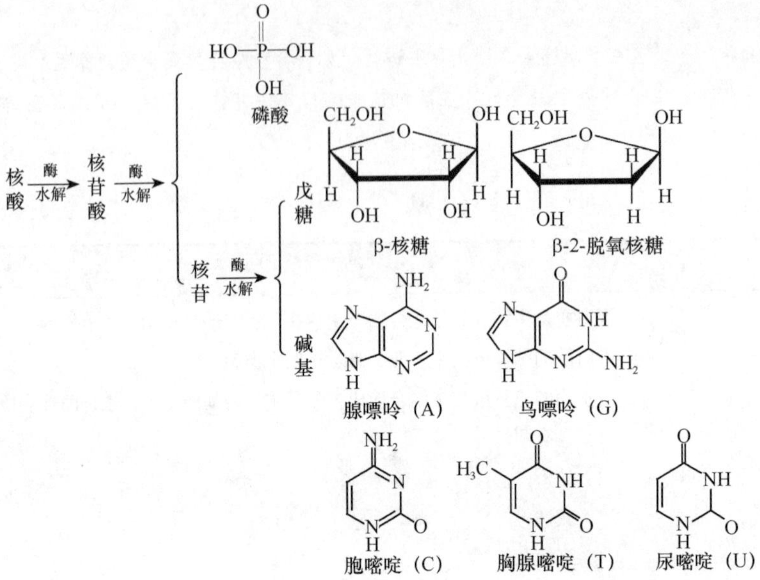

图 10-2　核酸的水解产物

有关核酸的结构和功能将在生物化学课程中学习，这里不做介绍。

知识应用

DNA 和 RNA 在化学组成上的区别。

腺嘌呤、鸟嘌呤和胞嘧啶既存在于 DNA 又存在于 RNA 中，但尿嘧啶只存在于 RNA 中，胸腺嘧啶则只存在于 DNA 中。

知识链接

医用高分子材料

是用与人体器官的化学性质与结构极其相似、与人体有很好的生物相容性，不会因与人体接触而产生排斥或其他作用的高分子材料来做成人体器官。人造器官还必须具备某些特殊的功能，例如人造心脏不仅要求材料与血液有很好的生物相容性（不引起血液凝固、不破坏血小板等），而且还要求具有很高的机械性能，不然的话，就要经常更换。

目前，大都用硅聚合物和聚氨酯等类高分子材料制造人造心脏、人造血管、人造肾、人造鼻、人造肺、人造骨、人造肌肉、人造皮肤等器官。这些成就再加上新型药物的发展，必将为人类的健康和长寿做出巨大的贡献。

【知识归纳】

知识点	知识内容
概念	1．核酸是一类含磷的生物高分子化合物
	2．核苷是戊糖与碱基通过糖苷键连接而成的化合物
	3．核苷酸是核苷的磷酸酯，是一种强酸性的化合物
基本成分	磷酸，戊糖，碱基

目 标 检 测

一、名词解释

1. 必需氨基酸　　 2. 两性离子

3. 蛋白质的等电点　 4. 碱基

二、填空题

1. 构成蛋白质的基本单元是_____，蛋白质的一级结构是_____。

2. 由于蛋白质分子中含有自由的_____基和自由的_____基，所以蛋白质是_____化合物。

3. 血液的 pH 约为 7.4，大多数蛋白质的等电点接近 5，所以蛋白质在血液中以_____形式存在，并与血液中的_____离子结合成盐。

4. 核酸的基本单位是_____，组成核酸的基本成分有_____。

5. 核酸根据戊糖种类的不同，可分为_____和_____两大类。

三、选择题

1. 人体必需氨基酸有（　　）

　　A. 6 种　　　　　B. 8 种

　　C. 18 种　　　　D. 21 种

2. 中性氨基酸的等电点（　　）

　　A. 大于 7　　　　B. 小于 7

　　C. 等于 7　　　　D. 不确定

3. 下列物质中不含蛋白质的是（　　）

　　A. 豆腐　　　　　B. 牛奶

　　C. 血液　　　　　D. 淀粉

4. 蛋白质水解的最终产物是（　　）

　　A. α- 氨基酸　　B. β- 氨基酸

　　C. γ- 氨基酸　　D. δ- 氨基酸

5. 重金属盐能使人畜中毒，这是由于它在体内（　　）

　　A. 发生了盐析作用

　　B. 使蛋白质变性

　　C. 与蛋白质生成配合物

　　D. 发生了氧化反应

6. 下列哪种情况使蛋白质最容易聚沉（　　）

　　A. pH＝pI　　　　B. pH≤pI

　　C. pH＞pI　　　　D. pH≥pI

四、简答题

1. 为什么可用灌服大量牛奶、豆浆或生鸡蛋的方法来抢救重金属盐中毒的病人？

2. 蛋白质变性在临床上有哪些应用？举例说明。

（马翼寅）

第 11 章 化学实验基础知识

一、化学实验的目的和要求

化学是一门以实验为基础的学科，化学实验是学习化学、研究化学的重要手段，在化学的教学中占有十分重要的地位。

通过化学实验，可以使学生进一步加深理解和巩固所学的理论知识，掌握化学实验的基本操作技术，培养学生的观察、比较和分析客观事物及解决实际问题的能力。也可以培养学生理论联系实际的学风和实事求是严肃认真的科学态度，养成严谨、细致、整洁的工作习惯，为将来从事医学事业打下良好的基础。

二、化学实验室规则

（一）实验规则

1. 实验前必须仔细阅读实验指导和相关理论知识，明确实验目的、要求、原理、预测结果、操作的关键步骤及注意事项。
2. 进入实验室要按规定着装，遵守纪律，不迟到、不早退。
3. 保持实验室肃静，不准高声谈话，禁止喝水和吃零食，不得在实验室嬉戏打闹。
4. 实验开始前应检查实验仪器、试剂是否齐全，如有缺损应报告老师并补齐。实验中爱护实验仪器，节约试剂和水、电。实验后将仪器洗净，摆放整齐。废纸、火柴梗、废液应放入废物箱或废液桶内，严禁倒入水槽或随地乱扔。
5. 严格按照实验指导上的步骤、方法进行实验，未经教师许可，不得随意变更。仔细观察实验中发生的现象，如实记录并进行积极思考。
6. 实验完毕认真写出实验报告。若实验中损坏仪器，及时报告老师，办理换领手续。

（二）使用试剂规则

1. 使用试剂时看清瓶签上的名称与浓度，切勿拿错。试剂不得与手接触。
2. 公用试剂用毕立即放回原处，不得移动位置。
3. 取用试剂注意节约，按规定量取用。取出的试剂未用完时不得放回原瓶。
4. 取用固体试剂要用洁净药匙，试剂用后立即盖好瓶盖，避免盖错。
5. 取用液体试剂应使用滴管或吸管，滴管保持垂直，不可倒立，防止试剂接触胶帽而致污染，用毕的滴管立即插回原瓶避免互换。
6. 使用强酸强碱、易燃、易爆试剂严格按操作规程使用，必须听从教师的指导，以免造成意外。
7. 要求回收的试剂，应放回指定回收容器。

（三）实验室安全规则

1. 易燃、易爆试剂不得靠近火焰或高温物体，以免引起灾害。

2. 装有液体的试管加热时试管口不得对着人，以免液体喷出受伤害。

3. 需要闻气体气味时，要用手扇闻，不可直接对着容器口闻。

4. 不允许任意混合各种试剂，不得品尝任何试剂的味道。

5. 凡做有毒气体或恶臭物质的实验，均应在通风橱内进行，以免中毒。

6. 若遇有机物如乙醇、苯、汽油等起火时，切勿用水灭火，应立即用沙土或湿布覆盖灭火。

7. 若遇电器设备着火，立即切断电源，用二氧化碳灭火器或四氯化碳灭火器灭火，不可用水或泡沫灭火器。

8. 若强酸沾到皮肤上，立即擦去酸滴，然后用水清洗，再用20%碳酸氢钠溶液冲洗。若遇强碱沾到皮肤上，立即用水清洗，再用20%醋酸溶液冲洗。

9. 每次实验完毕均应洗净双手。离开实验室时，必须关好门窗，切断电源、水源，以确保安全。

实验一　化学实验基本操作

【实验目标】

1. 知识目标　了解常用仪器的名称、用途及使用方法。

2. 能力目标　会进行常用玻璃仪器的洗涤，药品的取用、称量、加热、溶解、过滤等基本操作。

3. 素质目标　培养实事求是、严肃认真的实验态度，养成科学严谨、规范的实验操作习惯。

【实验器材及试剂】

试管、胶头滴管、烧杯、量筒、漏斗、玻璃棒、酒精灯、蒸发皿、托盘天平、漏斗架、铁架台、试管架、夹、刷、镊子、药匙、石棉网、滤纸、火柴。

粗盐、去污粉。

【实验原理】

1. 粗盐中不溶性杂质可用溶解过滤的方法除去。

2. 粗盐提纯的步骤：研磨和称量——溶解——过滤——蒸发——结晶。

【实验内容与方法】

1. 玻璃仪器的洗涤、干燥　化学实验前后都要洗涤玻璃仪器，必须学会洗涤方法。玻璃仪器的干净程度，直接影响到实验结果是否正确。对不同的化学实验有不同的要求，通常洗涤干净后的玻璃仪器内壁上附着一层均匀的水膜，不挂水珠。

洗涤方法：一般玻璃仪器洗涤程序：注水冲洗→毛刷蘸去污粉或洗衣粉上下刷或左右转动刷洗→自来水冲洗→蒸馏水淋洗（实验图1-1）。

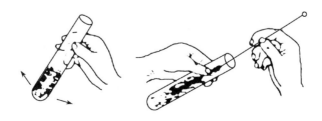

实验图1-1　试管的洗刷

用上述方法洗不干净时，可用铬酸洗液或其他洗涤液浸泡处理，浸泡后铬酸洗液细心倒回原瓶中重复使用，然后依次用自来水和蒸馏水淋洗。

干燥方法：常用晾干和烘干法两种。洗净后不急用的玻璃仪器，可倒置于干燥处自然晾干。洗净后急用的玻璃仪器，在除去水分后放入电烘箱或恒温干燥箱内烘干；对于可用于加热或耐高温的玻璃仪器如试管、烧杯等，可加热使水分迅速蒸发而使仪器干燥，注意加热前应将器皿外壁水擦干再加热。带刻度仪器如量筒等不宜高温烘烤，可用电吹风法迅速干燥。

2. 试剂取用　取用试剂前，应看清标签。瓶盖取下应倒放在实验台上，避免污染。取完试剂，应立即将瓶盖盖好，以免张冠李戴。

取用试剂时，要根据用量，不要多取，注意节约，取多的药品不能放回原试剂瓶中，应放在指定容器中。

（1）固体试剂取用

① 粉末状试剂：将试管倾斜，用药匙将少量粉末送入试管底部；也可将试剂粉末放在对折的纸带上，然后送入试管底部（即遵循一斜二送三直立）。

② 块状和颗粒状试剂：将试管倾斜，用清洁干燥的镊子或洁净的药匙取出试剂，送入试管口并缓慢竖起试管，使其慢慢滑入试管底部（即遵循一横二放三慢竖）。

（2）液体试剂的取用

① 倾注法：从细口试剂瓶中取出液体试剂时，用倾注法。先取下试剂瓶的瓶盖，倒放在桌上（以免被污染）瓶身贴标签处朝着手心。右手握住试剂瓶，左手斜持试管（或烧杯），瓶口紧挨试管（烧杯）口边缘，缓缓地注入实验所需试剂量。倾注完毕，将试剂瓶口往容器口靠一下，再逐渐竖起试剂瓶，以免残留液滴到瓶的外壁，立即将瓶盖盖好，标签向外放回原处（实验图1-2）。

② 胶头滴管取用试剂：从滴瓶中取用少量液体试剂时使用胶头滴管，大拇指和食指捏胶头中指与无名指夹住滴管，小拇指辅助扶着。先赶出滴管中的空气，后吸取试剂。滴入试剂时，滴管要保持垂直悬于容器口上方滴加。使用过程中，始终保持橡胶乳头在上，以免被试剂腐蚀。胶头滴管使用时不能伸入承接容器中或与器壁接触（注意：滴瓶上的滴管用毕立即放回原试剂瓶，不准错放，以免污染试剂）（实验图1-3）。

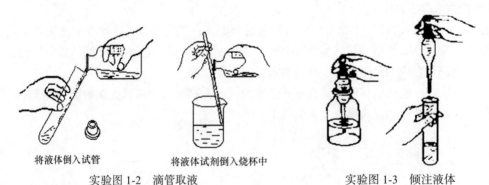

将液体倒入试管　　　将液体试剂倒入烧杯中

实验图1-2　滴管取液　　　　　　　实验图1-3　倾注液体

3. 托盘天平的使用　托盘天平用于精确度要求不高的称量。一般精确到0.1g。它附有一套砝码，放在砝码盒中，砝码要用镊子夹取（实验图1-4）。

调零　称量前，先将天平放置在水平的平台上，把游码拨到标尺的零位处。然后检查指针是否指在标尺的零点。若不在零点，可调节天平的平衡调节螺丝，使指针左右摆动格数相等或处于零点。

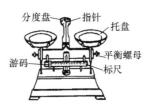

称量　称量时在两盘上放置等重的称量纸或根据需要在左盘放置已称重的表面皿、烧杯等容器，遵循左物右码放置。5g 或 10g 以下质量用游码。

整理　称量完毕，立即用镊子将砝码放回砝码盒，游码归零，两托盘重叠在一侧，以免天平摆动磨损刀口。

实验图 1-4　托盘天平

4. 量筒使用　量筒是常用的有刻度的量器，用于粗略量取一定体积的液体。可以根据需要选择不同容积的量筒。量取液体时，应使视线与量筒内液体凹液面底部处于同一水平面，若视线偏高或偏低，均会造成误差。量筒不可加热。（实验图 1-5）。

5. 粗盐的提纯

（1）研磨和称量：取粗盐约 10g 放入研钵中仔细研成细粉，用托盘天平称取 5g 粗盐粉末。

（2）溶解：将称好的粗盐粉末放入小烧杯中，用量筒量取蒸馏水 15ml，倒入烧杯中，用玻璃棒搅拌使其溶解。

实验图 1-5　读取量筒内液体体积

（3）过滤：取一张适当大小的圆形滤纸，先对折成半圆，再对折成四分之一圆，一边一层一边三层打开成锥形体，使锥形体尖端向下放入漏斗内，滤纸边缘低于漏斗口（高出部分剪去），用手指压住滤纸并用蒸馏水湿润，使滤纸紧贴漏斗壁，把漏斗放在漏斗架或铁架台的铁圈上。取一洁净的小烧杯置于漏斗下盛接滤液（漏斗末端紧靠烧杯壁）。取一支玻璃棒使其下端轻触滤纸三层处，用玻璃棒将粗盐溶液引流入漏斗中（液面应低于滤纸边缘）（实验图 1-6）。

（4）蒸发与结晶：把澄清的滤液倒入洁净的蒸发皿中，放在铁架台的铁圈上，用酒精灯加热并不断搅拌，直至快蒸干时停止加热，利用余热将残留水分蒸干，即得精制食盐晶体（实验图 1-7）。

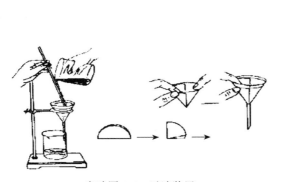

实验图 1-6　过滤装置

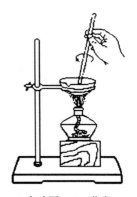

实验图 1-7　蒸发

（5）计算产率：称量精制食盐质量并计算提纯率

$$提纯率（\%）=\frac{精盐的质量（g）}{粗盐的质量（g）}\times100\%$$

【注意事项】

1. 过滤时注意一角、二低、三紧靠（一角：滤纸角对漏斗角；二低：滤纸边缘低于漏斗边缘、漏斗内液面低于滤纸边缘；三紧靠：杯靠棒、棒靠滤纸、漏斗颈尖端出口紧靠承接滤液的容器壁）。

2. 在蒸发与结晶时要不时用玻璃棒搅拌溶液，在快蒸干时用漏斗将蒸发皿罩住，防止因水分减少而出现食盐飞溅。

【思考题】

1. 玻璃仪器洗涤中，玻璃仪器洗净的标准是什么？

2. 固体、液体试剂取用时应注意些什么？

3. 过滤操作应注意哪些问题？

实验二　常见元素的性质

【实验目标】

1. 知识目标　掌握常见金属及非金属元素性质，及常见离子的检验方法。

2. 能力目标　会进行常见钠、铁、铝金属元素性质及卤族元素、硫、氮等非金属元素及其化合物的性质实验，能检验常见离子。

3. 素质目标　培养严谨、细致、认真的实验态度及团队协作精神。

【实验器材及试剂】

试管、试管夹、试管架、烧杯、量筒、镊子、角匙、酒精灯、玻璃棒、小刀、火柴、滤纸。

钠、氯水、溴水、酚酞试液、6mol/L盐酸、1mol/L的NaOH、NaCl、NaBr、KI、NH_4Cl、$FeSO_4$、KSCN、$NH_3 \cdot H_2O$溶液；0.1mol/L的$BaCl_2$、$AgNO_3$、Na_2SO_4、$Al_2(SO_4)_3$溶液；0.3mol/L $FeCl_3$、3mol/L H_2SO_4、2mol/L的HNO_3、HCl溶液；四氯化碳、1%淀粉、澄清石灰水、漂白粉、碳酸钠、碳酸氢钠固体、红色石蕊试纸、彩色纸片。

【实验原理】

（一）非金属元素的性质

1. 漂白粉的作用原理是其在水中可以产生次氯酸，次氯酸是强氧化剂，具有漂白作用。

2. 氯、溴、碘的电子层数逐渐增加，原子半径依次增大，原子核对核外电子吸引力依次减小，所以得电子能力依次减小，氧化能力依次减弱，卤离子还原性依次增强。

3. 卤离子（Cl^-、Br^-、I^-）的鉴定　　$Ag^+ + Cl^- = AgCl\downarrow$（白色）

$$Ag^+ + Br^- = AgBr\downarrow（浅黄色）$$

$$Ag^+ + I^- = AgI\downarrow（黄色）$$

以上三种沉淀不溶于稀硝酸

4. 硫酸根离子（SO_4^{2-}）的检验　　$SO_4^{2-} + Ba^{2+} = BaSO_4\downarrow$（白色）

5. 铵根离子（NH_4^+）的检验　　$NH_4^+ + OH^- = NH_3\uparrow + H_2O$（氨气能使湿润的红色石蕊试纸变蓝）

（二）金属元素的性质

1. 金属钠性质活泼可与水反应，生成氢气和氢氧化钠，同时放出大量热。

2. 碳酸钠和碳酸氢钠与酸的反应都能生成二氧化碳气体。碳酸氢钠的分解产生二氧化碳和水。

$$Na_2CO_3 + HCl \Longrightarrow NaCl + NaHCO_3,$$

$$NaHCO_3 + HCl \Longrightarrow NaCl + H_2O + CO_2\uparrow。$$

3. $Al(OH)_3$ 是两性氢氧化物,既溶于强酸也溶于强碱,生成相应的盐和水。

4. Fe^{3+} 的检验 Fe^{3+} 可与 KSCN 反应生成红色配合物,而 Fe^{2+} 则不能,因此可以检验 Fe^{3+}。

【实验内容与方法】

(一)非金属元素的性质

1. 漂白粉的漂白作用 取大试管一支加入少许漂白粉和适量水,使之溶解,滴加 3mol/L H_2SO_4 数滴,再放入一条有色纸片,几分钟后观察有色纸片颜色变为_____色,解释原因。

2. 氯、溴、碘之间的置换反应

(1)取试管 3 支,分别加入 1mol/L 的 NaCl、NaBr、KI 溶液 1ml,然后各加入氯水 1ml,观察到溶液颜色依次变为_____,每支试管中各加入四氯化碳 1ml,强力振荡后再静置片刻,观察四氯化碳层颜色依次变为_____。写出相关化学方程式。

取试管 3 支用溴水替代氯水做相同实验。观察到 CCl_4 层颜色变化为_____,写出相关化学方程式。

(2)取试管 2 支,分别加入 1mol/L KI 各 2ml,再滴加 1% 淀粉 3 滴,观察有无颜色变化,然后在第一支试管中滴加氯水 10 滴,第二支试管中滴加溴水 10 滴,摇匀,观察溶液颜色变为_____。说明原因。

3. 卤离子(Cl^-、Br^-、I^-)的鉴定 取试管 3 支,分别加入 1mol/L 的 NaCl、NaBr、KI 溶液 2ml,然后分别向三支试管中加入 5 滴 0.1mol/L $AgNO_3$ 溶液,观察发生的现象_____。再向三支试管中各加入少量稀硝酸,观察沉淀是否溶解_____。写出反应离子方程式。

4. 硫酸根离子(SO_4^{2-})的检验 取试管 1 支,加入 0.1mol/L 的 Na_2SO_4 溶液 1ml,然后再加入 5 滴 $BaCl_2$ 溶液,振荡观察发生的现象_____。再加入少量 2mol/L HCl 溶液,观察沉淀是否溶解_____。写出反应离子方程式。

5. 铵根离子(NH_4^+)的检验 取试管 1 支,加入 1mol/L NH_4Cl 溶液 2ml,然后再加入 1mol/L 的 NaOH 溶液 2ml,混匀,在试管口覆盖一条湿润的红色石蕊试纸,加热,观察试纸颜色变化_____。写出反应离子方程式。

(二)金属元素的性质

1. 与水的反应 取 200ml 烧杯 1 个,注入 50ml 水,用镊子夹取一块金属钠,用滤纸吸干其表面的煤油,用小刀切下绿豆大小的钠块,用镊子夹取放入烧杯中,观察现象_____;再加入 2 滴酚酞试液,观察溶液颜色变为_____。

2. 碳酸钠和碳酸氢钠的性质

(1)与酸的反应:取大试管 2 支,分别加入少量碳酸钠、碳酸氢钠粉末,再向每支试管中加入适量稀盐酸,盖上带导管的橡皮塞将放出的气体分别通入澄清石灰水中,观察到石灰水变_____。写出反应的化学方程式。

(2)碳酸氢钠的分解反应:在 1 支带导管的干燥试管中盛装少量碳酸氢钠固体,在酒精灯上加热,将导管通入澄清的石灰水中,片刻后观察到_____现象,解释原因。

3. 氢氧化铝的两性　取试管 1 支，加入 0.1mol/L $Al_2(SO_4)_3$ 和 1mol/L $NH_3 \cdot H_2O$ 各 3ml（勿振荡试管），观察到_____现象。弃去上清液，将产生的沉淀分装于 3 支试管中，在第 1 支试管中加入过量的 1mol/L $NH_3 \cdot H_2O$，第 2 支试管中加入少量 1mol/L NaOH 溶液，第 3 支试管中加入少量 2mol/L HCl 溶液，观察到的现象分别是_____。写出相关化学反应方程式。

4. Fe^{2+} 与 Fe^{3+} 的鉴别　取试管 2 支，其中一支试管加入 1mol/L $FeSO_4$ 溶液 1ml，另一支试管加入 0.3mol/L $FeCl_3$ 1ml，再向每支试管中加入 1mol/L KSCN 溶液 2 滴，摇匀，观察到_____现象。说明原因。

【注意事项】

1. 金属钠不可直接接触皮肤，钠与水反应较剧烈，不可俯视观察以免误伤。

2. 氯水、溴水可挥发出刺激性气味的气体及实验产生的氨气对呼吸道黏膜有刺激性对人体有害，溴水可灼伤皮肤，所以不可正对试管口闻气味及试剂接触皮肤。

3. $BaCl_2$ 溶液有毒，使用时注意安全，$AgNO_3$ 溶液会使皮肤、地板变黑，注意不要滴在皮肤或地板上。

【思考题】

1. 应怎样保存金属钾、钠？

2. 如何鉴别 NaCl 与 Na_2CO_3？鉴别卤离子时为什么要用稀硝酸酸化？

3. 有失去标签的三种无色溶液，可能为 NaCl、Na_2SO_4、NH_4Cl 溶液，试设计鉴别方案。

趣味小实验一

会跳舞的液滴

【实验器材及试剂】

培养皿、玻璃棒、滴管、丝绸；四氯化碳。

【实验原理】

本实验包含了分子结构的知识。玻璃棒在丝绸上摩擦数次后带电，而水分子是极性分子，因此会随着玻璃棒移动而移动。

【实验内容与方法】

1. 在培养皿中加入约一半容积的四氯化碳，然后用滴管小心地在液面上滴 1 滴蒸馏水，此时水滴呈球形浮在四氯化碳液面上，用嘴吹动可使水珠移动。

2. 取一根玻璃棒，在丝绸上摩擦数次，将摩擦过的一端靠近水滴，移动玻璃棒，则可观察到水滴随着玻璃棒的移动而移动，玻璃棒移动得快，水珠也移动得快。玻璃棒移动得慢，则水珠移动得慢。

【注意事项】

向四氯化碳液面上滴加水滴要小心操作，用嘴吹动水珠时用力要轻，以免水珠吹散，而使实验现象不明显。

趣味小实验二

白 糖 变 碳

【实验目标】

通过实验探索，使学生深入了解浓硫酸的特性，增加实验趣味性，培养学习兴趣。

【实验器材及试剂】

烧杯、石棉板、玻璃棒、托盘天平；白糖、浓硫酸。

【实验原理】

利用浓硫酸的强脱水作用，使蔗糖炭化。

【实验内容与方法】

1. 用托盘天平称取 50g 白糖放入敞口的烧杯中，加温水 5ml，用玻璃棒搅拌均匀后置于石棉板上。

2. 用量筒量取浓硫酸 25ml，沿内壁慢慢注入烧杯中，同时用玻璃棒仔细搅拌。当混合物开始发黑时，将玻璃棒垂直插在烧杯中央，用手扶住，片刻后即可看到大量疏松多孔状黑色物质不断从烧杯中涌出，并放出带有焦煳味的气体。反应完毕，整块黑色的物质如"黑色面包"，可以完整的取出观察。

【注意事项】

实验所用浓硫酸浓度要保证，不能使用已吸收了水的硫酸。

实验三　溶液的配制和稀释

【实验目标】

1. 知识目标　熟悉常用容量仪器的使用，掌握溶液的配制和稀释的计算。

2. 能力目标　会使用吸量管、容量瓶，学会溶液配制和稀释的操作。

3. 素质目标　培养学生耐心细致及一丝不苟的工作态度。

【实验器材及试剂】

托盘天平、烧杯、容量瓶、吸量管、玻璃棒、胶头滴管、洗瓶、量筒、洗耳球、药匙。

NaCl、Na_2CO_3 固体、112g/L 乳酸钠、95% 的药用乙醇。

【实验原理】

1. 溶液的配制　①质量浓度按公式 $\rho_B = m_B/V$ 计算；②物质的量浓度按公式 $C_B = n_B/V$ 计算；③质量分数浓度按公式 $\omega_B = m_B/m$ 计算。

溶液稀释：根据稀释前后溶质的量（溶质的 n_B、m、V 等）相等的原则：即 $C_1V_1 = C_2V_2$（C_1、V_1 为稀释前的浓度和体积，C_2、V_2 为稀释后的浓度和体积，C 可以是 C_B、ρ_B、ω_B、φ_B 任一种浓度表示方式）

2. 溶液配制的步骤　计算→称量→溶解→转移→定容→混匀→储存备用。

溶液稀释的步骤　计算→定量移取→定容→混匀→储存备用。

【实验内容与方法】

（一）几种量器的使用方法

1. 容量瓶　容量瓶是细颈、梨形的平底玻璃瓶，瓶口配有磨砂口玻璃塞。容量瓶常用于配制一定体积、浓度准确的溶液。容量瓶上标有温度、容积与标线，表示在所指温度下，液体凹液面与容量瓶颈部标线相切时，溶液体积恰好与瓶上标注容积相等。常用容量瓶有 50ml、100ml、250ml、500ml、1000ml 等多种。

（1）检漏：容量瓶使用前，应先检查磨口塞是否漏水。检查的办法是将水装至标线附近，左手塞紧塞子并将瓶子倒立 2 分钟，用滤纸片检查是否有水渗出。再将塞子旋转 180°，倒立

2分钟再检查是否有水渗出。如不渗水，容量瓶经自来水、蒸馏水洗净后即可使用。

（2）溶样、转移：用容量瓶配制溶液时，若溶质是固体，应将称取好的固体置于小烧杯中，加少量蒸馏水搅拌溶解。在玻璃棒引流下，将溶液定量转入容量瓶。将玻棒插入容量瓶底端，靠近瓶壁，烧杯嘴靠紧玻棒，使溶液沿玻棒慢慢流下。溶液流完后将烧杯沿玻棒向上提，并逐渐竖直烧杯，将玻棒放回烧杯，但玻棒不能碰烧杯嘴。用洗瓶冲洗玻棒和烧杯壁数次，每次5ml。将洗液用如上方法定量转入容量瓶中。

（3）定容、混匀：定量转移完成后就可以加蒸馏水稀释。当蒸馏水加至容量瓶鼓肚的四分之三处时，塞上塞子，用右手食指和中指夹住瓶塞，将瓶拿起，轻轻摇转，使溶液初步混合均匀，注意不能倒转。当液面接近标线时，等1～2分钟后再用滴管滴至刻度。滴加时，不能手拿瓶底，应拿瓶口处，眼睛平视凹液面下部与刻度线重合。塞紧瓶塞，右手食指顶住瓶塞，左手托住瓶底，来回倒转并摇动5～6次，使溶液混匀。注意不要用手掌握住瓶塞瓶身（实验图3-1）。

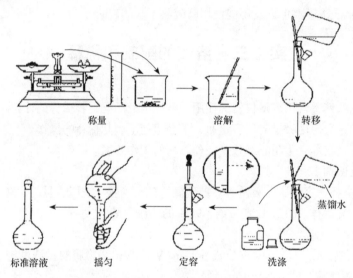

实验图3-1　容量瓶的使用

2．移液管和吸量管　移液管和吸量管是用于准确移取一定体积液体的仪器。移液管为中间膨大的玻璃管，只有一条标线，只能移取管中所标示的体积；吸量管有刻度，也称刻度吸管，可移取刻度范围内一定体积的液体。

（1）使用前，依次用洗液、自来水、蒸馏水洗至内壁不挂水珠，最后用少量被量取的液体润洗2～3次。

（2）吸取液体时（以吸量管为例），用右手拇指和中指捏住吸量管上端，食指空出，将吸量管的下端插入待吸液的液面下约1cm，左手拿洗耳球，挤压出球内空气后，将洗耳球对准管的上口，按紧，切勿漏气，然后松开左手指，使管内溶液徐徐上升，待液面超过吸量管刻度线以上时，迅速移去洗耳球并用右手食指紧按管口，将管口下端提离液面。

（3）调整液面高度时，右手食指稍减压力，使液面缓慢下降至与所需刻度线相切，按紧食指使液体不再流出。

（4）放液时，把吸量管迅速移至接受液体的另一容器，使管的尖端靠着容器壁，容器稍倾斜，吸量管垂直，松开食指，使液体沿器壁自动流尽后，管尖贴壁引流，等待15秒，取出吸量管。一般吸量管残留液不要吹出，管上标有"吹"字的要吹出。

（5）吸量管用后，立即清洗干净，置于吸量管架上备用，以免污染。

（二）溶液的配制

1. 质量浓度溶液的配制　配制 9g/L 生理盐水 100ml。

（1）计算：算出配制浓度为 9g/L 生理盐水 100ml 所需 NaCl 的质量为_____。

（2）称量：用托盘天平称量所需 NaCl 的质量，倒入 50ml 小烧杯中。

（3）溶解：用量筒量取 20ml 蒸馏水倒入烧杯中，用玻璃棒搅拌使其完全溶解。

（4）转移：将烧杯中的 NaCl 溶液沿玻璃棒转入到 100ml 容量瓶内，再用少量蒸馏水洗涤烧杯 2～3 次，洗液并入容量瓶中。

（5）定容：继续往容量瓶中缓缓倒入蒸馏水至近刻度 1cm 处，改用胶头滴管慢慢滴加蒸馏水至溶液凹面最低处与标线相切。

（6）混匀：将容量瓶塞盖好，倒置转动数次，使溶液混匀即得 100ml 9g/L 的生理盐水。最后将溶液倒入指定的回收容器中。

2. 物质的量浓度的配制　配制 100ml 0.1mol/L 碳酸钠溶液。

（1）计算：计算配制浓度为 0.1mol/L 碳酸钠溶液 100ml 所需 Na_2CO_3 的质量为_____。

（2）称量：用托盘天平称量所需 Na_2CO_3 的质量，倒入 50ml 小烧杯中。

（3）溶解：用量筒量取 30ml 蒸馏水倒入烧杯中，用玻璃棒搅拌使其完全溶解。

（4）转移：将烧杯中的 Na_2CO_3 溶液沿玻璃棒转入到 100ml 容量瓶内，再用少量蒸馏水洗涤烧杯 2～3 次，洗液并入容量瓶中。

（5）定容：继续往容量瓶中缓缓倒入蒸馏水至近刻度 1cm 处，改用胶头滴管慢慢滴加蒸馏水至溶液凹面最低处与标线相切。

（6）混匀：将容量瓶塞盖好，容量瓶倒置转动数次，使溶液混匀即得 100ml 0.1mol/L 碳酸钠溶液。最后将溶液倒入指定的回收容器中。

3. 质量分数浓度溶液的配制　配制 10% 氯化钠 100g。

（1）计算：计算出配制浓度为 10% 氯化钠 100g 所需 NaCl 的质量为_____。

（2）称量：用托盘天平称量所需 NaCl 的质量，倒入 50ml 小烧杯中。

（3）溶解：用量筒量取 90ml 蒸馏水倒入烧杯中约 30ml，用玻璃棒搅拌使其完全溶解。

（4）转移：将烧杯中的 NaCl 溶液沿玻璃棒转入到 100ml 容量瓶内，再用少量上述剩余的蒸馏水洗涤烧杯 2～3 次，洗液并入容量瓶中。

（5）定容：继续将剩余的蒸馏水倒入容量瓶中。

（6）混匀：将容量瓶塞盖好，将容量瓶倒置转动数次，使溶液混匀即得 10% 氯化钠 100g。最后将溶液倒入指定的回收容器中。

（三）溶液的稀释

1. 用 1mol/L 乳酸钠溶液稀释配制 1/6mol/L 的乳酸钠溶液 100ml。

（1）计算：算出配制 100ml 1/6mol/L 的乳酸钠溶液所需 1mol/L 乳酸钠溶液的体积为_____。

（2）移取：用 10ml 的吸量管量取所需 1mol/L 乳酸钠溶液的体积，放入 100ml 容量瓶中。

（3）定容：往容量瓶中缓缓倒入蒸馏水至近刻度 1cm 处，改用胶头滴管慢慢滴加蒸馏水至溶液凹面最低处与标线相切。

（4）混匀：将容量瓶塞盖好，容量瓶倒置转动数次，使溶液混匀即得 100ml 1/6mol/L 乳酸钠溶液。最后将溶液倒入指定的试剂瓶（贴标签）或回收容器中。

2. 用体积分数为 0.95 的药用酒精配制体积分数为 0.75 的医用消毒酒精 95ml。

（1）计算：根据稀释公式，算出配制 95ml 体积分数为 0.75 医用消毒酒精所需体积分数为 0.95 的药用酒精的体积_____。

（2）量取：用 100ml 量筒量取所需体积分数为 0.95 的药用酒精的体积。

（3）定容：在量筒中加蒸馏水至接近 95ml 刻度线，改用滴管滴加蒸馏水至 95ml 刻度线，用玻璃棒搅拌均匀即可。最后将溶液倒入指定的回收容器中贴好标签备用。

【注意事项】

1. 在用固体溶质配制溶液时，如果该溶质含有结晶水，则应将结晶水计算进去。稀释浓硫酸溶液时应将浓硫酸缓缓倒入水中。

2. 在配制溶液时，应根据要求选择所需仪器。如果对溶液浓度准确度要求不高，可以用台秤、量筒等仪器进行配制；如果对溶液浓度准确度要求比较准确，则应用分析天平、移液管、容量瓶等仪器进行配制。

3. 配制过程中要防止溶质的损失（如称量、移液时引流、溶解后洗涤），防止液体体积的偏大或偏小（如溶解后冷却，眼睛仰视或俯视）。

【思考题】

1. NaCl 固体能否直接放在托盘天平盘上进行称量？为什么？

2. 在用容量瓶配制溶液时，洗涤溶解溶质所用的烧杯时，应将洗液并入到容量瓶中，而容量瓶中配制好的溶液倒入试剂瓶后，洗容量瓶的洗液是否要并入试剂瓶中，为什么？

3. 为什么洗净的移液管还要用待取液润洗，容量瓶需要吗？

4. 当容量瓶中的溶液滴加至标线，塞好瓶塞，上下反复颠倒容量瓶混匀后，溶液液面低于标线，这时需要再往容量瓶中加水至标线吗？为什么？

实验四　胶体的性质

【实验目标】

1. 知识目标　掌握胶体的制备方法和胶体的性质。

2. 技能目标　会制备各种胶体，会进行溶胶的聚沉和高分子化合物溶液对溶胶的保护作用的实验操作。

3. 素质目标　培养严谨的科学态度及逐渐形成比较、归纳的学习方法。

【实验器材及试剂】

试管、试管夹、烧杯、量筒、滴管、酒精灯、玻璃棒、铁架台（附铁圈）、石棉网、火柴。

饱和 $FeCl_3$ 溶液、2mol/L Na_2SiO_3 溶液、0.2mol/L 盐酸、酚酞试液、硫酸镁、10g/L 明胶溶液。

【实验原理】

三氯化铁在沸水中发生水解反应而生成红褐色透明的氢氧化铁溶胶。

$$FeCl_3 + 3H_2O \xrightarrow{煮沸} Fe(OH)_3 + 3HCl$$

$$Na_2SiO_3 + 2HCl = H_2SiO_3 + 2NaCl$$

溶胶的稳定主要因素是胶粒带电和水化膜的存在，稳定因素一旦受到破坏，胶体将聚沉。聚沉的方法有加入少量电解质、加带相反电荷的胶体以及加热。与胶粒带相反电荷的离子称为反离子，反离子的价数越高，聚沉能力越强。要使胶体长期稳定存在，可以加入足够量的高分子化合物形成保护的溶剂化膜，使溶胶粒子不易聚沉，提高了溶胶的稳定性。

【实验内容与方法】

1. 溶胶的制备

（1）氢氧化铁 $Fe(OH)_3$ 胶体的制备：在 50ml 小烧杯中盛 15ml 蒸馏水，加热至沸，逐滴加入饱和 $FeCl_3$ 溶液约 15 滴，边加边搅拌，加毕，停止加热，即生成红褐色透明的 $Fe(OH)_3$ 溶胶。

（2）硅酸溶胶的制备：在盛有 2mol/L Na_2SiO_3 溶液 2ml 的试管中，滴加酚酞试液 1 滴，再加 0.2mol/L 盐酸至红色刚好消失，即得无色透明的硅酸溶胶。

2. 溶胶的聚沉

（1）加热聚沉：取试管 1 支，加入氢氧化铁胶体 2ml，置酒精灯上加热，观察到_____现象。

（2）电解质使胶体聚沉：取试管 1 支，加入氢氧化铁胶体 2ml，再加入硫酸镁晶体少许，振荡，观察到_____现象。

（3）溶胶互沉：取试管 1 支，加入氢氧化铁胶体 2ml，再加入硅酸溶胶 2ml，振荡，观察到_____现象。

3. 高分子化合物对溶胶的保护作用　取试管 2 支，各加入氢氧化铁胶体 2ml，其中一支加入明胶溶液 1ml，振荡均匀，再分别向 2 支试管中加入少量硫酸镁晶体少许，振荡，各管观察到_____现象。原因是_____。

【思考题】

1. 把 $FeCl_3$ 溶液加到冷水中，能不能制得 $Fe(OH)_3$ 溶胶？为什么？

2. 使溶胶聚沉的方法有哪些？它们的作用原理分别是什么？

趣味小实验三

水中花园

【实验器材与试剂】

大烧杯、表面皿、长滴管、细沙。

固体的 $CaCl_2$、$CuCl_2$、$CoCl_2$、$FeCl_3$、$MnCl_2$、$NiSO_4$、$ZnCl_2$、20% Na_2SiO_3 溶液。

【实验原理】

各种金属盐类与硅酸钠（Na_2SiO_3）溶液作用，生成不同颜色的硅酸盐胶体，在固体、液体的接触面（盐晶体的表面）形成难溶于水的半透膜。由于渗透作用，水不断渗入，胀破半透膜，使得盐又与 Na_2SiO_3 接触，生成新的胶体硅酸盐。如此反复渗透，即形成树枝状、珊瑚状的"花草"，如植物自然生长一样。

【实验内容与方法】

取大烧杯 1 个，在其底部铺一层厚度 4～6mm 洗净的细沙，倒入 20% Na_2SiO_3 溶液，用量约为大烧杯体积的 2/3，取豌豆粒大小的固体的 $CaCl_2$、$CuCl_2$、$CoCl_2$、$FeCl_3$、$MnCl_2$、$NiSO_4$、$ZnCl_2$ 各一粒。分别分散地投入到 Na_2SiO_3 溶液中，静置。观察各种不同颜色的树状物的形成。24 小时后，用长滴管慢慢吸出烧杯中的 Na_2SiO_3 溶液，再慢慢注入清水，最后用表面皿将烧杯口盖上，即成"水中花园"。

【注意事项】

1. 制作与放置硅酸盐"花园"时动作一定要轻，否则会破坏形状。

2. Na_2SiO_3 溶液对玻璃有腐蚀作用，用清水置换 Na_2SiO_3 溶液可使硅酸盐"花园"呈现时间更长久。

实验五　电解质溶液

【实验目标】

1. 知识目标　掌握溶液酸碱性测定方法并比较不同酸的酸性强弱，进行同离子效应、盐类水解的实验操作。

2. 能力目标　会熟练使用 pH 试纸测定溶液的酸碱性。

3. 素质目标　培养严谨、细致、求实的学习态度及团结协作的团队精神。

【实验器材及试剂】

试管及架、夹；点滴板、吸量管、洗耳球、滴管、烧杯等。

1mol/L 的 HCl、CH_3COOH、CH_3COONa、$NH_3·H_2O$、NaOH 溶液；0.5mol/L 的 NaCl、Na_2CO_3、$ZnSO_4$ 溶液；锌粒、乙酸钠晶体、氯化铵晶体、酚酞试液、广泛 pH 试纸。

【实验原理】

1. 强电解质在溶液中能完全电离，而弱电解质只有部分电离。

2. 弱电解质电离平衡移动：电解质的电离平衡特点：

（1）弱电解质的电离是可逆反应。

（2）等：$V_{电离}＝V_{分子}≠0$。

（3）动：电离平衡是一种动态平衡。

（4）定：条件不变，溶液中各分子、离子的浓度不变，溶液里既有离子又有分子。

（5）变：条件改变时，电离平衡发生移动。

3. 溶液酸碱性：pH＝7 时，溶液呈中性；pH<7 时，溶液呈酸性，pH 越小，酸性越强；pH＞7 时，溶液呈碱性，pH 越大，碱性越强。

4. 盐类水解：盐类水解是指盐在水溶液中发生了电离，其所电离出的离子跟水所电离出来的 H^+（OH^-）结合形成弱电解质的反应。其实质为：盐中弱离子与水电离出的 H^+ 或 OH^- 结合成弱电解质，破坏水的电离平衡。

盐类水解的规律：有弱才水解，无弱不水解，双弱双水解，双强不水解，谁强显谁性，双强显中性，两弱具体定。

5. 缓冲溶液：缓冲溶液中存在能对抗外来少量酸的抗碱成分和能对抗外来少量碱的抗酸成分构成的缓冲对，所以溶液能够对抗外来少量酸或少量碱而保持溶液 pH 几乎不变。

【实验内容与方法】

1. 强电解质和弱电解质

（1）强、弱电解质的比较

① 在白色点滴板的凹穴内分别滴入 2 滴 1mol/LHCl 溶液和 1mol/L CH_3COOH 溶液，用广泛 pH 试纸测定其 pH 分别为_____和_____。

② 在两支试管中分别加入 1 小粒锌粒，再各加入 1mol/L HCl 溶液和 1mol/L CH_3COOH 溶液，观察到的现象是_____。

（2）弱电解质电离平衡的移动：取试管 1 支，加入 1mol/L 氨水（$NH_3 \cdot H_2O$）4ml 和酚酞试液 1 滴，摇匀，将混合液平均分装于 4 支试管中，编号。再分别按下表加入试剂，观察现象（氨水颜色变化）。

管号	加入试剂	现象
1	1mol/L HCl 1 滴	
2	1mol/L NaOH 1 滴	
3	氯化铵晶体少许	
4	对照试管	

2. 溶液酸碱性

（1）各取下列试液 2ml 滴入试管中，先用广泛 pH 试纸测定其 pH。

（2）然后再分别滴入 1 滴酚酞试液，观察现象并记录。

现象 \ 试液	盐酸	氢氧化钠	氯化钠	氯化铵	碳酸钠	硝酸钾	蒸馏水
溶液 pH							
加酚酞试液后的颜色							
溶液的酸碱性							

3. 盐类的水解　在白色的点滴板凹穴内分别滴入 0.5mol/L NaCl、0.5mol/L Na_2CO_3、0.5mol/L $ZnSO_4$ 溶液各 3 滴，用广泛 pH 试纸测定它们的近似 pH，记入下表。

溶液名称	近似 pH	溶液的酸碱性
0.5mol/L NaCl		
0.5mol/L Na_2CO_3		
0.5mol/L $ZnSO_4$		

4. 缓冲溶液的配制与性质　取 4 支试管编号，按下表所示数值分别加入试剂和操作。

试管编号	加入试剂的量	pH	加酸或加碱后 pH	加酸或碱前后 pH 变化
1	蒸馏水 2ml		加 1 滴 HCl 后 pH	
	CH_3COOH 1ml			
	CH_3COONa 1ml			
2	蒸馏水 2ml		加 1 滴 NaOH 后 pH	
	CH_3COOH 1ml			
	CH_3COONa 1ml			
3	蒸馏水 4ml		加 1 滴 HCl 后 pH	
4	蒸馏水 4ml		加 1 滴 NaOH 后 pH	

【思考题】

1. 盐类水溶液酸碱性与盐类组成有什么关系？

2. 用pH试纸测试下列食品的酸碱性，并说明各食品显酸、碱性，大白菜汁、橘子汁、胡萝卜汁、番茄汁、茶水、矿泉水、汽水、牛奶、豆浆。

3. 为什么在缓冲溶液中加入少量酸或碱时，pH无明显改变？

4. 血液中的缓冲对有哪些？

实验六　烃的化学性质

【实验目标】

1. 知识目标　熟练掌握烷烃、烯烃、炔烃及芳香烃的性质和鉴别方法。

2. 技能目标　会进行烃类性质实验操作。能初步认识有机化合物官能团与性质的关系。

3. 素质目标　培养团队协作精神和严谨、科学的实验态度。

【实验器材及试剂】

试管、试管夹、铁架台、带导管的塞子、烧杯（500ml、100ml）、酒精灯、温度计、药匙、量筒、石棉网、火柴等。

0.03mol/L $KMnO_4$ 溶液、3mol/L H_2SO_4 溶液、液状石蜡、精制石油醚、松节油、苯、甲苯、饱和溴水、电石（CaC_2）、饱和食盐水。

【实验原理】

1. 饱和烃的性质　烷烃具有稳定性，室温时，烷烃与 $KMnO_4$、Br_2/H_2O 等均不发生化学反应，用液状石蜡、石油醚验证之（液状石蜡为高级烷烃的混合物，精制石油醚的主要成分为 $C_5 \sim C_8$ 的烷烃混合物）。

2. 不饱和烃的性质

（1）烯烃的性质：烯烃的化学性质非常活泼。室温时，烯烃与 $KMnO_4$ 等强氧化剂发生氧化反应，但与〔$Ag(NH_3)_2$〕OH 等弱氧化剂不反应；室温时与 X_2、HX（X代表卤素）等发生加成反应，用松节油验证之（松节油为含有双键的环烯烃）。

因为双键的存在，所以烯烃容易被氧化。即便用稀的高锰酸钾碱性冷溶液，也能使烯烃氧化生成邻二醇化合物。

$$CH_2\!\!=\!\!CH_2 \xrightarrow[OH^-]{KMnO_4/H_2O} \underset{\substack{| \\ HO}}{H_2C}\!\!-\!\!\underset{\substack{| \\ HO}}{CH_2}$$

乙烯　　　　　　　　　　　　乙二醇

烯烃与红棕色的溴的四氯化碳溶液反应。

$$H_2C\!\!=\!\!CH_2 + Br_2 \xrightarrow{CCl_4} BrCH_2CH_2Br$$

乙烯　　　　　　　　　1,2-二溴乙烷

（2）乙炔的制取和性质：水与碳化钙反应，生成乙炔。

乙炔的制备：　　$CaC_2 + 2H_2O \longrightarrow CH\!\!\equiv\!\!CH + Ca(OH)_2$

乙炔的性质与烯烃相似，非常活泼，室温时可与 $KMnO_4$、Br_2/H_2O 等立即反应。若将乙炔通入高锰酸钾溶液，高锰酸钾的紫红色逐渐褪去，并有褐色沉淀生成，高锰酸钾被还原成二氧化锰，乙炔的叁键断裂，氧化成为二氧化碳和水。

$$3HC\!\!\equiv\!\!CH+10KMnO_4+2H_2O\longrightarrow 6CO_2+MnO_2\downarrow+10KOH$$

3. 芳香烃的性质　芳香烃具有特殊的稳定性，即芳香性。在一定条件下，芳香烃能发生硝化、磺化、卤代的取代反应；芳香环侧链含有 α-H 的烷基苯，室温时，与 KMnO₄、等强氧化剂发生氧化反应，使之褪色。

【实验内容与方法】

1. 烷烃的性质

（1）取试管 1 支，加入 0.03mol/L KMnO₄ 溶液 1ml 和 3mol/L H₂SO₄ 溶液 2 滴，摇匀，再加入液状石蜡 1ml，振荡后观察有无颜色变化_____，解释发生的现象。

（2）取试管 1 支，加入饱和溴水 1ml，再加入液状石蜡 1ml，振荡后观察有无颜色变化_____，解释发生的现象。

（3）以精制石油醚（低级烷烃混合物，极易燃烧。操作时应远离火源）代替液状石蜡，按照同法进行上述试验，记录并解释发生的现象。

2. 烯烃的性质

（1）取试管 1 支，0.03mol/L KMnO₄ 溶液 1ml 和 3mol/L H₂SO₄ 溶液 2 滴，摇匀，再加入松节油（含双键的环烯烃）1ml，振荡后观察颜色变化_____。解释发生的现象。

（2）取试管 1 支，加入饱和溴水 1ml，再加入松节油 1ml，振荡后观察颜色变化_____。解释发生的现象。

3. 乙炔的制取和性质

（1）取试管 2 支，一支试管中加入 0.03mol/LKMnO₄ 溶液 1ml 和 3mol/L H₂SO₄ 溶液 3 滴，另一支试管中加入饱和溴水 2ml。

在 1 支大试管加入饱和食盐水 2ml，再加入几小块碳化钙（电石），立即有气体产生，立即将一团疏松的棉花塞进试管的上部，并塞上带导管的塞子，记录现象并写出化学反应方程式_____。

（2）将产生乙炔气体的导管分别插入上述 2 支试管中，观察现象_____，解释原因。

4. 苯和甲苯的性质

（1）取试管 2 支，分别加入 0.03mol/L KMnO₄ 溶液 1ml 和 3mol/L H₂SO₄ 溶液 3 滴，然后分别加入 1ml 苯和甲苯，剧烈振荡几分钟后，观察 2 支试管颜色变化_____。解释发生的现象。

（2）硝化反应：取干燥的大试管 2 支，每支中加入浓硝酸和浓硫酸各 2ml，摇匀，待混合酸冷却后，向一支试管中加入苯 1ml，另一支试管中加入甲苯 1ml，边加边不断振荡，混匀后将两者支试管放在 60℃热水浴中加热，约 10 分钟后，将 2 支试管中的液体物质分别倒入盛有 20ml 水的烧杯中，观察生成物的颜色、性状，并闻其气味为_____，实验完毕，将烧杯中的生成物倒入指定容器中。

【思考题】

1. 通过实验总结饱和烃、不饱和烃及芳香烃的化学性质。
2. 制取乙炔时为什么用饱和盐水来代替水与电石反应？

实验七　醇和酚的性质

【实验目标】

1. 知识目标　熟练掌握醇和酚的性质和鉴别方法。
2. 技能目标　会比较醇和酚化学性质的差异。会进行多元醇和苯酚的鉴别。
3. 素质目标　培养严谨认真和实事求是的态度，养成爱护公物的良好品质。

【实验器材及试剂】

试管、试管夹、镊子、滤纸、火柴、药匙、烧杯、酒精灯、点滴板、广泛 pH 试纸、带导管的橡皮塞。

金属钠、无水乙醇、酚酞指示剂、正丁醇、仲丁醇、叔丁醇、甘油、卢卡斯试剂、3mol/L 硫酸、0.17mol/L 铬酸钾溶液、1mol/L NaOH 溶液、1mol/L 盐酸、0.2mol/LCuSO$_4$ 溶液、1% 苯酚溶液、1% 邻苯二酚溶液、0.2mol/L 苯甲醇溶液、饱和溴水、0.3mol/L 三氯化铁溶液、苯酚固体、碳酸钠固体。

【实验原理】

1. 醇的性质　醇的官能团是羟基，其化学反应主要发生在羟基和与羟基相连的碳上，主要包括 O—H 键和 C—H 键的断裂，此外，由于 α—H 原子有一定的活泼性，因此还能发生氧化反应。具有邻二醇结构的多元醇，能与氢氧化铜作用生成深蓝色的物质。

$$CH_3CH_2OH \xrightarrow[250\sim350℃]{Cu} CH_3CHO$$

$$C_2H_5OH + 2Na \longrightarrow 2C_2H_5ONa + H_2 \uparrow$$

$$CH_3CH_2ONa + H_2O \Longrightarrow CH_3CH_2OH + NaOH$$

2. 酚的性质　由于酚羟基上的未共用电子对与苯环的 π 电子形成了 P—π 共轭效应，使氧原子上的电子云密度降低，增强了氢氧键的极性，所以苯酚显弱酸性。而 P—π 共轭效应的形成，使苯环上的电子云密度增加，尤其是羟基的邻、对位，因此苯酚极易发生取代反应，如能与溴水生成白色沉淀。苯酚微溶于冷水，易溶于热水；大多数酚类都能和三氯化铁发生显色反应；酚类很容易被氧化。

$$6ArOH + FeCl_3 \longrightarrow [Fe(OAr)_6]^{3-} + 6H^+ + 3Cl^-$$

蓝紫红—棕红色

【实验内容与方法】

1. 醇的化学性质

（1）醇钠的生成及水解：在干燥的试管里加入 2ml 无水乙醇，再用镊子取出一块绿豆大小的金属钠，用滤纸擦干表面的煤油，将其放入试管中，观察到的现象是_____，并触摸试管壁（是否）_____发热。

钠完全溶解后将未完全反应的多余乙醇挥发，然后滴加水直到固体溶解，再加酚酞试液 1 滴，观察溶液颜色变为_____色。解释原因，写出化学反应方程式。

（2）醇的氧化：取 4 支试管，分别加入 5 滴正丁醇、仲丁醇、叔丁醇和蒸馏水，然后，各加入 5 滴 3mol/L 硫酸和 10 滴 0.17mol/L 重铬酸钾溶液，振荡均匀，观察到的现象是_____。

（3）甘油与氢氧化铜的反应：取试管 2 支，各加入 1mol/L NaOH 1ml 和 0.2mol/L $CuSO_4$ 试液 10 滴，摇匀，观察现象，然后分别加入乙醇 3～5 滴、甘油 3～5 滴，振摇，观察到现象_____。

2. 酚的性质

（1）苯酚的溶解性和弱酸性：取 2 支试管，各加入苯酚固体少量，再加入 1ml 蒸馏水，振荡后观察到现象为_____。其中 1 支试管加热后观察现象为_____。再冷却，又观察到现象_____。解释原因。

在上述另一支盛苯酚浑浊液试管中逐滴加入 1mol/L NaOH 溶液，边加边震荡直至溶液变澄清。将上述澄清液分装在两支试管中，其中一支试管滴加盐酸数滴，边加边震荡，观察到现象_____。另取 1 支试管加入少量碳酸钠固体和 2mol/L 盐酸 2ml，塞上带导管橡皮塞，将产生的气体通入另一支试管中，观察到现象_____。解释以上现象，并写出化学反应方程式。

（2）酚与三氯化铁的显色反应：取试管 3 支，分别加入 1% 苯酚水溶液、1% 邻苯二酚、0.2mol/L 苯甲醇各 10 滴，再各加入 0.3mol/L $FeCl_3$ 1 滴，振摇，观察到现象_____，解释发生变化的原因。

（3）酚与溴水的沉淀反应：试管中加入 1% 苯酚水溶液 2 滴，逐滴加入饱和溴水，振摇，直至产生白色沉淀，观察和解释变化。

【注意事项】

1. 取用金属钠时一定要用镊子。切勿用手直接取。醇钠的生成实验应使用干燥的试管和无水乙醇。

2. 苯酚具有腐蚀性，并可经皮肤使人中毒，使用时避免苯酚固体溅到手上。

3. 饱和溴水具有腐蚀性和毒性，取用时要小心。

【思考题】

1. 乙醇与钠反应时，为什么要用无水乙醇？

2. 苯酚为什么能溶于氢氧化钠和碳酸钠溶液，而不溶于碳酸氢钠溶液？

趣味小实验四

固体酒精的制作

【实验目标】

固体酒精生活中应用很多。通过探索实验，使学生了解固体酒精的制作方法，培养学习兴趣。

【实验原理】

固体酒精并不是固体状态的酒精（酒精的熔点很低，是 $-117.3℃$，常温下不可能是固体），而是醋酸钠与酒精形成的凝胶。醋酸钠易溶于水而难溶于酒精，当两种溶液相混合时，醋酸钠在酒精中成为凝胶析出。液体便逐渐从浑浊到稠厚，最后凝聚为一整块，就得到固体酒精。

醋酸钙易溶于水而难溶于酒精，当两种溶液相混合时，醋酸钙在酒精中成为凝胶析出。液体便逐渐从浑浊到稠厚，最后凝聚为一整块，就得到固体酒精。

【实验用品】

仪器：试管、酒精灯（可用蜡烛代替）、玻璃棒、火柴。

药品：醋精（30% CH_3COOH 溶液）、工业酒精（95% C_2H_5OH 溶液）、食用纯碱（Na_2CO_3）、碳酸钙（$CaCO_3$）

【实验内容与方法】

（1）将纯碱制成热的饱和溶液。

（2）将醋精慢慢加入碳酸钠溶液中，直到不再产生气泡为止，醋酸与碳酸钠反应生成醋酸钠、水、二氧化碳。

（3）将所得溶液蒸发制成饱和溶液。

（4）在溶液中慢慢加入酒精，注意一开始酒精会剧烈沸腾，需慢慢倒入酒精。

（5）待溶液冷却后，即可得到固体酒精。

（6）将所得固体酒精盛放到铁罐中，使用时点燃即可。

备注：将纯碱换成碳酸钙按上述方法亦可制备固体酒精。

实验八　醛和酮的性质

【实验目标】

1. 知识目标　熟练掌握醛、酮的化学性质和鉴别方法。

2. 技能目标　学会配制托伦试剂和斐林试剂。会用化学方法区别醛和酮。

3. 素质目标　培养严谨认真的科学态度和团结协作的工作作风。

【实验器材及试剂】

试管、试管夹、烧杯、恒温水浴锅、沸水浴、温度计、酒精灯、石棉网。

甲醛、乙醛、丙酮、苯甲醛、希夫试剂、2.5mol/L 盐酸、菲林试剂甲、菲林试剂乙、2mol/L 氨水、0.05mol/L 亚硝酰铁氰化钠溶液、1mol/L NaOH 溶液、0.1mol/L $AgNO_3$ 溶液。

【实验原理】

1. 银镜反应　醛基具有还原性可与弱氧化剂反应（如土伦试剂），而酮则不反应。

$$RCHO+2\,[Ag\,(NH_3)_2]^+ +2OH^- \longrightarrow 2Ag\downarrow +RCOONH_4+NH_3+H_2O$$

　　　　　土伦试剂　　　　　　　　　　　　银镜

2. 菲林反应　甲醛与菲林试剂反应生成铜镜；其他脂肪醛与菲林试剂反应，生成 Cu_2O 沉淀，而芳香醛、酮不与菲林试剂反应。

$$R—CHO+2Cu^{2+}+NaOH+H_2O \xrightarrow{\triangle}$$
$$R—COONa+Cu_2O\downarrow +4H^+$$

3. 希夫反应　醛与希夫试剂反应显紫红色，甲醛与希夫试剂所显颜色遇硫酸不褪色，而其他醛与希夫试剂所显颜色遇硫酸褪色。

4. 丙酮的显色反应　丙酮和亚硝酰铁氰化钠 $Na_2[Fe(CN)_5(NO)]$ 的碱性溶液显鲜红色，临床常因此反应检查酮尿。

【实验内容与方法】

1. 银镜反应　在1支大试管中加入 2ml 0.1mol/L $AgNO_3$ 溶液，再滴加 2mol/L 氨水边加边震荡直至沉淀刚好消失为止（即得土伦试剂），把制好的土伦试剂分装在4支洁净试管中，分别滴加5滴甲醛、乙醛、丙酮、苯甲醛，摇匀后放在 60℃ 水浴上加热，观察到现象_____，记录并解释原因。

2. 菲林反应　在大试管中加入 2ml 菲林试剂甲和 2ml 菲林试剂乙混合均匀（即得菲林试剂），分装在4支洁净试管中，分别滴加5滴甲醛、乙醛、丙酮、苯甲醛，摇匀后放在沸水浴上加热 2～3 分钟，观察到现象_____，记录并解释原因。

3. 希夫反应（品红亚硫酸试剂又名希夫试剂）取4支试管，分别加入3滴甲醛、乙醛、丙酮、乙醇，然后各加入10滴希夫试剂，摇匀，观察到现象_____，再向每支试管中滴加硫酸5滴，观察到现象_____，记录现象并解释原因。

4. 丙酮的显色反应　取试管1支，加入 1ml 0.05mol/L 亚硝酰铁氰化钠 $Na_2[Fe(CN)_5(NO)]$ 试液和5滴 1mol/L NaOH 溶液，摇匀，再加入5滴丙酮，振摇，观察到现象_____，记录并解释原因。

【注意事项】

1. 进行银镜反应时应将试管洗涤干净，加入碱液不能过量，否则会影响实验效果。另外，反应时必须用水浴加热，以防生成具有爆炸性的雷酸银而发生意外。实验完毕，立即用稀硝酸洗涤银镜。

2. 菲林试剂与醛反应时，加热时间不能过长，否则菲林试剂会分解产生砖红色的氧化亚铜沉淀，而使一些本身不能发生菲林反应的试剂出现实验误解。

3. 醛与希夫试剂的反应　应在室温和酸性条件下进行。因为希夫试剂不能受热，溶液中不能含有碱性物质和氧化剂，否则二氧化硫会逸出而恢复品红的颜色，出现假阳性反应。

【思考题】

1. 进行银镜反应时要注意哪些事项？

2. 怎样用实验方法鉴别醛和酮？

实验九　羧酸的性质

【实验目标】

1. 知识目标　通过观察羧酸的化学反应，掌握羧酸的主要化学性质，会鉴别甲酸和乙酸。

2. 技能目标　学会草酸脱羧和酯化反应的实验操作。

3. 素质目标　培养团队合作和严谨的学习态度，形成比较、归纳的学习方法。

【实验器材及试剂】

试管、滴管、试管夹、量筒、酒精灯、铁架台、带导管试管。

甲酸、草酸、苯甲酸晶体、10% 盐酸、石灰水、冰醋酸、浓硫酸、2mol/L 氨水、0.1mol/L

AgNO₃ 溶液、广泛 pH 试纸、10% 氢氧化钠、0.5% 高锰酸钾、无水碳酸钠、3mol/L 硫酸。

【实验原理】

1. 羧酸的酸性　羧酸具有酸性，低级酸与水混溶，其水溶液可使 pH 试纸呈酸性反应，羧酸与无机强碱生成能溶于水的强碱弱酸盐，从而使不溶于水的羧酸溶于强碱溶液中，再在其盐溶液中加入无机强酸，羧酸又游离出来。利用此性质对羧酸进行分离提纯。

羧酸既能溶于氢氧化钠，又能溶于碳酸钠、碳酸氢钠。

$$RCOOH + NaHCO_3 \longrightarrow RCOONa + CO_2\uparrow + H_2O$$

$$RCOOH + NaCO_3 \longrightarrow 2RCOONa + CO_2\uparrow + H_2O$$

2. 酯化反应　酸和醇起作用，生成酯和水的反应叫作酯化反应。在浓硫酸催化下，乙酸和乙醇生成乙酸乙酯。

$$CH_3-\overset{O}{\overset{\|}{C}}-OH + H-O-C_2H_5 \underset{\Delta}{\overset{浓硫酸}{\rightleftharpoons}} CH_3-\overset{O}{\overset{\|}{C}}-O-C_2H_5-H_2O$$

3. 草酸的还原性与脱羧反应　草酸也具有还原性，也能被高锰酸钾氧化。受热可发生脱羧反应。

$$\overset{|}{\underset{|}{\begin{matrix}COOH\\COOH\end{matrix}}} \overset{\Delta}{\longrightarrow} HCOOH + C_2O$$

【实验内容与方法】

1. 羧酸的酸性

（1）酸性检验：取试管 3 支，各加入 1ml 蒸馏水，再分别加入 5 滴甲酸、醋酸和草酸少许，振荡，用广泛 pH 试纸测其近似 pH，pH 分别为_____，比较 3 种酸的酸性强弱依次为_____。

（2）与碱的反应：取 1 支试管，加入少许苯甲酸晶体和 1ml 蒸馏水振荡并观察溶解情况。边摇边加入 10% 氢氧化钠溶液，观察到现象_____，并写出反应式。再逐滴加入 5% 盐酸溶液，观察到现象_____，解释原因。

（3）与碳酸盐的反应：取试管 1 支，加入少量无水碳酸钠，再加醋酸 1ml。观察到现象_____，解释原因。

2. 酯化反应　在一支试管中加入 3ml 无水乙醇，然后边摇动试管边慢慢加入 2ml 浓硫酸和 2ml 冰醋酸，混匀后盖上带导管的橡皮塞，试管口稍向上倾斜固定在铁架台上。将导管另一端插入到盛有饱和碳酸钠试管，导管口距饱和碳酸钠液面 1～2mm，用酒精灯小火加热 3～5 分钟后停止加热，取下盛饱和碳酸钠的试管，观察碳酸钠液面上的生成物的颜色为_____，性状为_____。闻其气味为_____。写出反应方程式。

3. 草酸的还原性与脱羧反应

（1）草酸的还原性：取试管 1 支，加草酸溶液少许，蒸馏水 1ml，再加入 10 滴 0.5% 高锰酸钾溶液和 5 滴 3mol/L H₂SO₄ 溶液，振荡后加热至沸，观察到现象_____，解释原因。

（2）草酸的脱羧反应：在干燥的大试管中放入约 3g 草酸，用带有导气管的塞子塞紧，试管口稍向上倾斜固定在铁架台上。将导气管插入到盛有约 3ml 澄清石灰水的试管中，小心加热大试管，仔细观察石灰水的变化，观察到石灰水逐渐变_____。解释原因并写出化学反应式。

【注意事项】

1. 羧酸酯化反应必须控制在微沸，加热时间不宜过长，温度太高，醇酯易挥发而酯又可被氧化；温度太低则达不到要求，反应不充分。

2. 酯化反应中导气管伸到饱和碳酸钠溶液液面上的目的：防止受热不均引起倒吸。

【思考题】

1. 酯化反应有什么特点？本实验采用什么措施使反应尽量向正反应方向进行？

2. 脱羧反应实验中，若将过量的二氧化碳通入石灰水中会出现什么现象？

实验十　糖类的性质

【实验目标】

1. 知识目标　掌握糖类的化学性质，银镜反应和班氏反应及糖的水解的意义。

2. 技能目标　会鉴别糖类，会进行相关性质和糖的水解实验。

3. 素质目标　培养学生耐心细致、一丝不苟的工作态度。

【实验器材及试剂】

试管、滴管、试剂瓶、沸水浴、恒温水浴锅、酒精灯。

班氏试剂（Benedict）、0.1mol/L $AgNO_3$、2mol/L 氨水、5% 葡萄糖、果糖、麦芽糖、蔗糖、2% 淀粉液、浓盐酸、10% NaOH、I_2/KI 试剂、5% Na_2CO_3 溶液。

【实验原理】

1. 单糖的还原性

（1）银镜反应：$单糖 + [Ag(NH_3)_2]OH \longrightarrow 2Ag\downarrow + 复杂的氧化产物$

（2）班氏反应：$单糖 + 2Cu(OH)_2 \longrightarrow Cu_2O\downarrow + 2H_2O + 复杂的氧化产物$

2. 双糖的还原性与水解　双糖分子中有苷羟基则具有还原性，否则无还原性。麦芽糖、乳糖为还原性双糖，蔗糖为非还原性双糖，但蔗糖在酸或酶作用下可水解为葡萄糖和果糖，水解产物具有还原性。

$$C_{12}H_{22}O_{11} \xrightarrow[H^+或酶]{H_2O} 2C_6H_{12}O_6$$
$$\quad 麦芽糖 \qquad\qquad D\text{-}葡萄糖$$

$$C_{12}H_{22}O_{11} + H_2O \longrightarrow C_6H_{12}O_6 + C_6H_{12}O_6$$
$$\quad 蔗糖 \qquad\qquad 葡萄糖 \qquad 果糖$$

3. 多糖的性质

（1）多糖的水解：淀粉的水解反应：

$$(C_6H_{10}O_5)_n \xrightarrow[H^+或酶]{H_2O} (C_6H_{10}O_5)_m \xrightarrow[H^+或酶]{H_2O} C_{12}H_{22}O_{11} \xrightarrow[H^+或酶]{H_2O} C_6H_{12}O_6$$
$$\quad 淀粉 \qquad\qquad 糊精 \qquad\qquad 麦芽糖 \qquad\qquad D\text{-}葡萄糖$$

（2）淀粉与碘试剂的显色反应：

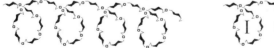

直链淀粉的螺旋结构　　　　插入碘分子后深蓝色淀粉

【实验内容与方法】

1. 单糖的还原性

（1）银镜反应：取 1 支洁净的大试管配制土伦试剂（滴加 3ml 0.1mol/L $AgNO_3$ 溶液，再滴加 2mol/L 氨水边加边震荡直至沉淀刚好消失为止即得土伦试剂）把制好的土伦试剂分装在 5 支洁净试管中，编号，分别加入 5% 的葡萄糖、果糖溶液、麦芽糖、蔗糖溶液、2% 淀粉溶液各 5 滴，摇匀，将试管放入 60℃ 热水浴中加热数分钟。观察到现象_____，解释原因。

（2）班氏反应：取 5 支试管，编号，各加班氏试剂 1ml，再分别加入 5% 的葡萄糖、果糖、麦芽糖、蔗糖溶液、2% 淀粉溶液各 5 滴，摇匀，放在沸水浴中加热 2~3 分钟。观察到现象_____，解释原因。

2．双糖的水解　取试管 2 支各加入 5% 蔗糖溶液 1ml，然后在第一支试管中加入浓盐酸 3 滴，第二支试管中加入蒸馏水 3 滴，摇匀后，将两支试管同时放入沸水浴中加热 5~10 分钟。取出冷却后，第一支试管加入 5%Na_2CO_3 溶液中和至弱碱性（无气泡为止，或用 pH 试纸检测），然后向两支试管各加入班氏试剂 10 滴，摇匀，放在沸水浴中加热 2~3 分钟。观察到现象_____，解释原因。

3．多糖的性质

（1）淀粉的水解反应：在试管中加入 2% 淀粉溶液 2ml 和 3 滴浓盐酸，摇匀后放入沸水浴中加热，加热 10~15 分钟，取出 3 滴于点滴板上，用碘试剂检验不变色即可。用 5%Na_2CO_3 溶液中和水解后的溶液至弱碱性（无气泡放出为止，或用 pH 试纸检测）然后向试管中加入班氏试剂 10 滴，摇匀，放在沸水浴中加热 2~3 分钟。观察到现象_____，解释原因。

（2）淀粉与碘试剂的显色反应：取试管 1 支，加入 2% 淀粉溶液 10 滴，2ml 水和 1 滴碘试剂，观察颜色变为_____。将此溶液稀释至浅蓝色，加热，再冷却，观察颜色变为_____，解释原因。

【注意事项】

1．进行银镜反应时要求试管必须洗刷干净，配制土伦试剂时氨水不能过量，水浴加热时不能沸腾；加热时不可振荡试管。

2．银镜实验完毕后，应立即加入少量稀硝酸洗去银镜，以免反应液久置后产生雷酸银，造成危险。

【思考题】

1．进行银镜反应实验时，实验成败的关键是什么？

2．如何用化学方法区别还原糖和非还原糖？

3．怎样检验淀粉溶液水解的不同程度？淀粉水解后要用碳酸钠溶液中和至碱性，再加班氏试剂，这是为什么？

4．怎样检验糖尿病病人尿液中含有葡萄糖？

5．在糖的还原性实验中，蔗糖与班氏试剂长时间加热，有时会得到阳性结果，为什么？

实验十一　油脂和蛋白质的性质

【实验目标】

1．知识目标　通过油脂的性质实验，进一步理解油脂的皂化、乳化的生活和生理意义；通过实验加深对蛋白质性质的了解，掌握蛋白质的鉴别方法。

2．技能目标　学会油脂乳化和皂化的实验操作；会鉴别蛋白质。

3．素质目标　培养学生严谨、认真细致的工作态度和良好的独立操作能力。

【实验器材及试剂】

试管、滴管、试管夹、试管架、烧杯、玻璃棒、酒精灯、铁架台（或三脚架）、石棉网、火柴、量筒、药匙。

无水乙醇、乙醚、氯仿、植物油、动物油、5mol/L NaOH、肥皂水、鸡蛋白溶液、鸡蛋白 NaCl 溶液、蒸馏水、饱和（NH_4）$_2SO_4$ 溶液、硫酸铵晶体、浓硝酸、浓氨水、95% 乙醇、20g/L 醋酸铅、0.1mol/L $AgNO_3$、1mol/L NaOH、0.1mol/L $CuSO_4$、饱和食盐水。

【实验原理】

1．油脂的性质

（1）油脂难溶于水而易溶于有机溶剂，如乙醇、乙醚、氯仿等。

（2）油脂在碱性溶液中发生水解反应，即皂化反应是工业上制肥皂的方法。

（3）油脂可以分散在乳化剂中形成比较稳定的乳状液，即油脂的乳化。

2．蛋白质的性质

（1）蛋白质的盐析：蛋白质 NaCl 溶液中加入大量硫酸铵或硫酸钠等无机盐，能破坏其水化膜，蛋白质分子就相互聚集，从溶液中沉淀析出，此即为蛋白质的盐析。在半饱和硫酸铵溶液中可析出球蛋白，而白蛋白则在饱和硫酸铵溶液中析出，此即为蛋白质的分段盐析。

（2）蛋白质变性：加热可使蛋白质凝固变性，乙醇可使蛋白质脱水变性凝固沉淀；重金属盐可使蛋白变性凝固。

（3）蛋白质的颜色反应

① 缩二脲反应：蛋白质分子结构中含有多个肽键，故能发生缩二脲反应，即蛋白质在碱液中与硫酸铜作用呈红紫色。

② 黄蛋白反应：蛋白质分子中含有苯丙氨酸、色氨酸或酪氨酸等含苯环的氨基酸残基，在其溶液中加入浓硝酸，则产生沉淀，再加热沉淀变为黄色，再加氨水后变为橙色，此反应即为黄蛋白反应。这是因为氨基酸残基中的苯环与浓硝酸发生硝化反应，生成黄色的硝基化合物。

【实验内容与方法】

1．油脂的性质

（1）油脂的溶解性：取试管 4 支，分别加入约 2ml 水、2ml 氯仿、2ml 无水乙醇、2ml 乙醚，然后分别加入植物油 2～3 滴，充分振荡后静置，观察到现象_____。

（2）油脂的皂化反应：在 100ml 烧杯里放入动物油 5g，加 5mol/LNaOH 溶液 10ml 及 5ml 乙醇，然后将烧杯放在石棉网上，慢慢加热且不断搅拌，为了保持原有体积，需不断加入乙醇和水（1：1）的混合液。加热约 30 分钟后，即得黏稠液体，黏稠液体倒入饱和食盐水中，留在上层的固体即是肥皂。

（3）油脂的乳化：取 1 支洁净的试管，加入约 2ml 水和 2～3 滴植物油并充分振荡后观察到_____现象，静置后再观察有_____现象发生。再向试管中加入肥皂水，充分振荡后静置，观察到_____现象。解释原因。

2．蛋白质的性质

（1）蛋白质的盐析：取大试管 1 支，加入鸡蛋白 NaCl 溶液及饱和硫酸铵溶液各 4ml，振荡后静置 5 分钟，观察_____（有或无）析出球蛋白，说明原因。取上述浑浊液 1ml 于另一支试管中，加蒸馏水 3ml 观察球蛋白_____（是或否）重新溶解，说明原因。

（2）将剩余浑浊液用滤纸过滤。取澄清液 2ml，加入硫酸铵，直至不再溶解为止，观察_____（有或无）析出白蛋白，说明原因。再倾其上述浑浊液 1ml 于另一支试管中，加蒸馏水 3ml 观察球蛋白_____（是或否）重新溶解，说明原因。

3．蛋白质变性

（1）蛋白质受热凝固：取试管 1 支，加鸡蛋白溶液 2ml，用酒精灯加热，观察到_____现象。说明原因。

（2）乙醇对蛋白质的作用：取试管 1 支，加入鸡蛋白溶液 1ml，试管倾斜，沿试管壁加乙醇 20 滴，缓慢竖起，观察两液界面处_____（有或无）浑浊，说明原因。

（3）重金属盐对蛋白质的作用：取试管 2 支，各加入鸡蛋白溶液 1ml，向第一支试管中滴入 0.1mol/L AgNO₃ 溶液 5 滴，向第二支试管中滴入醋酸铅溶液 5 滴，观察到_____现象，说明原因。再往上述两支试管中加入蒸馏水 3ml，振荡，沉淀_____（是或否）溶解，说明原因。

4．蛋白质的颜色反应

（1）双缩脲反应：取试管 1 支，加入鸡蛋白溶液和 NaOH 溶液各 2ml，再滴入硫酸铜溶液 3 滴，振荡，溶液出现_____颜色，说明原因。

（2）黄蛋白反应：取试管 1 支加入鸡蛋白溶液 1ml 加浓硝酸 5 滴，有_____现象，将此试管在酒精灯上加热，又有_____现象，冷却后，加浓氨水 1ml，观察颜色变化为_____。

【注意事项】

1．做黄蛋白反应时加热时间不宜过长，只要变色即可。

2．使用浓硝酸时注意不要滴到手上或试管以外的地方，以免腐蚀其他物品。

3．浓氨水易挥发，且有毒和刺激性，用后要及时盖好，避免吸入其蒸气。

【思考题】

1．通过观察油脂的乳化，说明人体内胆汁酸盐的主要生理作用。

2．使蛋白质沉淀的方法有哪些？

3．变性的蛋白质和盐析的蛋白质两种沉淀有何不同？为什么？

趣味小实验五

神秘蛋白留痕

【实验目标】

通过趣味实验，提高学生的学习兴趣和探索欲，培养和启发学生将所学知识学以致用。

【实验原理】

乙酸溶解蛋壳后，能少量溶入蛋白质。鸡蛋白是由氨基酸组成的球蛋白，它在弱酸性条件下发生水解，生成多肽等物质，而多肽的肽键遇到 Cu^{2+} 发生配位反应，呈现蓝色或紫色。

【实验用品】

仪器：电炉、水浴锅、毛笔。

药品：鸡蛋、冰醋酸（CH_3COOH）、5%$CuSO_4$。

【实验内容与方法】

（1）取鸡蛋一个，洗去表面油污并擦干，备用。

（2）用毛笔蘸取 CH_3COOH 在蛋壳上写字。等 CH_3COOH 蒸发后，把鸡蛋放在 5% $CuSO_4$ 溶液中煮熟。

（3）待鸡蛋冷却后剥去蛋壳，鸡蛋白上留下蓝色或紫色的清晰字迹，而蛋壳外壁却不留任何痕迹。

（张九春）

第 12 章

化学实验技能考核评分标准

【考核目标】

1. 考核化学实验基本操作技能的规范性，熟练性。
2. 考核学生的实验设计、操作过程、结果分析及实验后整理的实践能力。
3. 培养自主实践能力，为今后独立工作奠定良好基础。

一、溶液配制实验综合技能测试评分标准

序号	项目	技能测试标准	分值	扣分	得分
1	物品准备	（1）器材准备：选择 100ml 容量瓶、烧杯、玻璃棒、托盘天平、称量纸、药勺、试剂瓶； （2）试剂制备：选择所用试剂、氯化钠固体、纯化水	10	（1）项错一种扣 1 分 （2）项错一个试剂扣 2 分	
2	计算、称量	配制 0.9% 生理盐水 100ml （1）计算配制 100ml 生理盐水所需氯化钠质量：据 m＝ρ·V 得 m＝0.9%×100＝0.9g （2）用托盘天平称量 0.9g 氯化钠（①天平放置称量纸并调平；②选择适宜砝码；③遵循左物右码加入药品；④由少到多加入药品氯化钠，直至天平平衡）	20	（1）项错扣 10 分 （2）项中任一项错扣 2.5 分	
3	溶解	（1）将称量好的 0.9g 氯化钠放入烧杯中； （2）取适量纯化水（约 30ml）加入烧杯中，玻璃棒搅拌使其溶解	5	任一项错扣 2.5 分	
4	转移	（1）将烧杯中溶解好的氯化钠溶液转移到容量瓶中①引流：玻璃棒稍倾斜插入容量瓶颈内，顶端触内壁，侧面不要贴于容量瓶口边缘；②转移液体：沿玻璃棒将氯化钠溶液倒入容量瓶中 （2）取适量水洗涤小烧杯 2～3 次，洗涤液并入容量瓶中	15	（1）项错一点各扣 5 分 （2）项错扣 5 分	
5	定容	（1）将容量瓶溶液不足部分加水补足，差的较多时用小烧杯加液 （2）用小烧杯加水至接近刻度线时，改用滴管加液 （3）边滴加边观察（视线要保持与容量瓶刻度线相平） （4）直至滴加水凹液面底部与容量瓶刻度线相切，定容完成	20	任一项错扣 5 分	
6	混匀并保存溶液	（1）盖上容量瓶盖，并将盖顺时针向下旋转 90°～180° 旋紧 （2）一手大拇指和中指捏容量瓶颈部，食指抵着盖的顶端，另一只手五个手指托住容量瓶底部 （3）来回颠倒 5～6 次，混匀溶液 （4）将配制完成的溶液倒入适宜的细口试剂瓶中	25	任一项错误扣 5 分	

续表

序号	项目	技能测试标准	分值	扣分	得分
6	混匀并保存溶液	（5）设计标签（浓度、名称、配制日期、配制者姓名），贴于试剂瓶上			
7	仪器整理	各器材洗净摆放整齐，归位	5	不整齐酌情扣分	

二、银镜反应实验综合技能测试评分标准

序号	项目	技能测试标准	分值	扣分	得分
1	物品准备	（1）试管准备 选择与试管相匹配的毛刷将试管洗涤干净，试管洗涤后倒立内壁呈均匀水膜	10	（1）项错酌情扣1～4分	
		（2）试剂制备 选择所用试剂 0.1mol/L AgNO$_3$、2mol/L 氨水、葡萄糖试液		（2）项错1个试剂扣2分	
2	滴管正确操作	（1）大拇指和食指捏捏胶头，中指与无名指夹住滴管，小拇指辅助扶着	30	任一项错扣5分	
		（2）先赶出滴管中的空气，后吸取试剂			
		（3）滴入试剂时，滴管要保持垂直悬于容器口上方滴加			
		（4）使用过程中，始终保持橡胶乳头在上，以免被试剂腐蚀			
		（5）胶头滴管使用时不能伸入承接容器中或与器壁接触			
		（6）试剂逐滴加入，10滴为1ml			
3	加入试剂	（1）试管中滴加 0.1mol/L AgNO$_3$ 1ml	30	（1）、（3）任一项错扣10分	
		（2）①再逐滴加入 2mol/L 氨水；②边加边振荡；③开始滴加时生成沉淀；④随着氨水的加入沉淀逐渐溶解；⑤直至滴加一滴氨水沉淀刚好消失（氨水不可过量）		（2）项中任一项错扣2分	
		（3）试管中滴加5滴葡萄糖试液并混匀试管内溶液			
4	水浴保温	（1）试管夹夹住试管 取试管夹由试管底部（或上部）将试管夹夹入到距试管口上方1/3处，夹紧试管	10	（1）、（2）项错各扣4分	
		（2）选择水浴：选择60℃水浴		（3）项错扣2分	
		（3）保温 试管放入60℃水浴保温（注意①水浴液面要高于试管内液面；②试管在水浴中不要震荡）			
5	观察现象	（1）生成的单质银，均匀附着于试管内壁，形成明亮银镜	10	达到（1）项不扣分	
		（2）生成的单质银，附壁不完整		（2）项扣3分	
		（3）生成的单质银，几乎不附壁		（3）项扣5分	
6	物品整理	（1）试管洗刷干净倒扣于试管架上	10	任一项错误扣2.5分	
		（2）试剂瓶摆放整齐			
		（3）其他物品归位			
		（4）洗净双手			

（张九春）

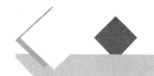

参 考 文 献

陈常兴　秦子平. 2014. 医用化学. 第 7 版. 北京：人民卫生出版社

黄刚. 2011. 医用化学基础. 第 2 版. 北京：人民卫生出版社

蒋大惠. 1997. 化学. 第 3 版. 陕西省：陕西科学技术出版社

李湘苏，赵笑虹. 2009. 医用化学基础. 第 1 版. 西安：第四军医大学出版社

李元. 许科甲. 闫灵均. 2015. 彩图科学史话. 辽宁少年儿童出版社

石宝珏. 2008. 无机与分析化学基础. 第 1 版. 北京：人民卫生出版社

石宝珏. 2013. 医用化学基础. 第 1 版. 北京：高等教育出版社

宋心琦. 王晶. 2007. 化学（必修 1）. 第 3 版. 人民教育出版社

宋心琦. 王晶. 2007. 化学（必修 2）. 第 3 版. 人民教育出版社

吴国庆. 李俊. 2009. 化学（选修 3）. 第 3 版. 人民教育出版社

杨艳杰. 2010. 化学. 第 2 版. 北京：人民卫生出版社

杨艳杰. 何丽针. 2015. 化学. 第 2 版. 人民卫生出版社

张锦楠，2001. 化学. 第 1 版. 北京：人民卫生出版社

张龙. 2009（2012 重印）. 化学实验与实践活动. 第 1 版. 北京：高等教育出版社

周天泽. 李文鼎. 2007. 化学（选修 1）. 第 2 版. 人民教育出版社

朱爱军. 2012. 医用化学. 第 2 版. 西安：第四军医大学出版社

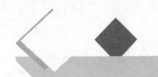

附　录

附录一　常用试剂的配制方法

序号	试剂名称	配制方法	备注
1	甲基橙	取甲基橙 0.1g 加蒸馏水 100ml，溶解后，滤过	
2	酚酞	取酚酞 1g，加 95% 乙醇 100ml 溶解	
3	1% 淀粉溶液	取 1g 可溶性淀粉和少量冷水调成糊状，缓缓倒入 100ml 沸水中煮沸后冷却	本液应临用新制
4	碘试剂	取 2g 碘和 5g 碘化钾溶于 100ml 水中	
5	班氏试剂	溶解 13.7g$CuSO_4 \cdot 5H_2O$ 于 100ml 热水中，冷后稀释成 150ml 得 I 液；将柠檬酸钠（$C_6H_5O_7Na_3 \cdot 2H_2O$）173g 和无水碳酸钠 100g 加水 600ml，加热溶解，冷后稀释成 850ml 得 II 液。将 I 液慢慢倒入 II 液中，混匀	溶液应澄清，否则需过滤。此液可以保存较长时间
6	菲林试剂	菲林试剂甲：将 34.6g$CuSO_4 \cdot 5H_2O$ 于 500ml 水中，加 0.5ml 浓硫酸，混匀 菲林试剂乙：173g 酒石酸钾钠（$C_4H_4O_6KNa \cdot 4H_2O$）和 70g 氢氧化钠溶于 500ml 水中	两种溶液分别储存，临用时等量混合即成
7	希夫试剂	将 0.2g 品红盐酸盐溶于含有 2ml 浓盐酸的 200ml 水中，再加入亚硫酸氢钠 2g，搅拌溶解至红色褪去。若呈浅红色，可加少量活性炭吸附后过滤	密闭保存于棕色试剂瓶中
8	鸡蛋白溶液	取鸡蛋的蛋清以 5~8 倍的水稀释，混匀后用滤纸过滤	临用前配制
9	鸡蛋白氯化钠溶液	取鸡蛋 1 个，破孔取出鸡蛋白液，加 175ml 水和 75ml 饱和食盐水，混匀，用脱脂棉过滤 2 遍	临用前配制
10	氯水	将水中通入氯气直至饱和	临用前配制
11	溴水	在水中滴入液溴至饱和	临用前配制

附录二　国际（SI）基本单位

量的名称	单位名称	单位符号
长度	米	m
质量	千克（公斤）	kg
时间	秒	s

续表

量的名称	单位名称	单位符号
电流	安［培］	A
热力学温度	开［尔文］	K
物质的量	摩［尔］	mol
发光强度	坎［德拉］	cd

附录三　常用单位及换算表

量的名称	量的符号	单位名称	单位符号	与基本单位的换算关系
		米	m	SI 的基本单位
		厘米	cm	百分之一米 $1cm=10^{-2}m$
长度	1，L	毫升	mm	千分之一米 $1mm=10^{-3}m$
		微米	μm	百万分之一米 $1\mu m=10^{-6}m$
		纳米	nm	十亿分之一米 $1nm=10^{-9}m$
		千克	kg	SI 的基本单位
质量	M	克	g	千分之一千克 $1g=10^{-3}kg$
		毫克	mg	百万分之一千克 $1mg=10^{-6}kg$
		秒	s	SI 的基本单位
时间	t	分	min	$1min=60s$
		小时	h	$1h=60min$
摄氏温度	t	摄氏度	℃	
		升	L（l）	$1L=10^{-3}m^3$
体积	V	毫升	ml	$1ml=10^{-3}L$
物质的量	n	摩尔	mol	SI 的基本单位
物质的量浓度	C_B	摩尔每升	$mol \cdot L^{-1}$	
摩尔质量	M	克每摩尔	$g \cdot mol^{-1}$	
摩尔体积	Vm	升每摩尔	$L \cdot mol^{-1}$	
		克每次立方厘米	$g \cdot cm^{-3}$	
密度	ρ	千克每立方厘米	$kg \cdot cm^{-3}$	
		千克每升	$kg \cdot L^{-1}$	
		焦耳	J	
能量	E（w）	千焦	kJ	SI 的导出单位
压强	P	帕斯卡	Pa	
		千帕	kPa	SI 的导出单位
质量浓度	ρ_B	克每升	$g \cdot L^{-1}$	
体积分数	ϕ_B			
质量分数	ω_B			

附录四 酸、碱和盐的溶解性表

阳离子	阴离子								
	OH^-	NO_3^-	Cl^-	SO_4^{2-}	S^{2-}	SO_3^{2-}	CO_3^{2-}	SiO_3^{2-}	PO_4^{3-}
H^+	—	溶、挥	溶、挥	溶	溶、挥	溶、挥	溶、挥	微	溶
NH_4^+	溶、挥	溶	溶	溶	溶	溶	溶	溶	溶
K^+	溶	溶	溶	溶	溶	溶	溶	溶	溶
Na^+	溶	溶	溶	溶	溶—	溶	溶	溶	溶
Ba^{2+}	溶	溶	溶	不	—	不	不	不	不
Ca^{2+}	微	溶	微	微	—	不	不	不	不
Mg^{2+}	不	溶	溶	溶	—	微	微	不	不
Al^{3+}	不	溶	溶	溶	—	—	—	不	不
Mn^{2+}	不	溶	溶	溶	不	不	不	不	不
Zn^{2+}	不	溶	溶	溶	不	不	不	不	不
Cr^{3+}	不	溶	溶	溶	—	—	—	不	不
Fe^{2+}	不	溶	溶	溶	不	不	不	不	不
Fe^{3+}	不	溶	溶	溶	—	—	不	不	不
Sn^{2+}	不	溶	溶	溶	不	—	—	—	不
Pb^{2+}	不	溶	微	不	不	不	不	不	不
Cu^{2+}	不	溶	溶	溶	不	不	不	不	不
Bi^{3+}	不	溶	—	溶	不	不	不	—	不
Hg^+	—	溶	不	微	不	不	不	—	不
Hg^{2+}	—	溶	溶	溶	不	不	不	—	不
Ag^+	—	溶	不	微	不	不	不	不	不

附录五 常用酸碱溶液的相对密度和浓度表

化学式（20℃）	相对密度	质量分数 %	质量浓度 $g \cdot cm^{-1}$	物质的量 $mol \cdot L^{-1}$
浓 HCl	1.19	38.0		12
稀 HCl	1.10	20.0	10	6
稀 HCl				2.8
浓 HNO_3	1.42	69.8		16
稀 HNO_3			10	1.6
稀 HNO_3	1.2	32.0		6

续表

化学式（20℃）	相对密度	质量分数 %	质量浓度 g·cm⁻¹	物质的量 mol·L⁻¹
浓 H_2SO_4	1.84	98		18
稀 H_2SO_4			10	1
稀 H_2SO_4	1.18	24.8		3
浓 HAc	1.05	90.5		17
HAc	1.045	36～37		6
$HClO_4$	1.47	74		13
H_3PO_4	1.689	85		14.6
浓 $NH_3·H_2O$	0.90	25～27（NH_3）		15
稀 $NH_3·H2O$		10（NH_3）		6
稀 $NH_3·H_2O$		2.5（NH_3）		1.5
NaOH	1.109	10		2.8

目标检测答案

第1章

一、名词解释　略

二、填空题

1. 17　17　18　36　略　略

2. 三　ⅠA　11　23

3. 7　短　长　不完全　16　7　7　0　第Ⅷ

4. 离子键　共价键　金属键　静电作用　共用电子对

5. CaO、KCl　CO_2、H_2O、HCl　H_2O、HCl　CO_2　CO_2

三、选择题

1. C　2. C　3. B　4. B　5. A　6. C　7. B　8. A　9. B　10. B　11. A　12. B

四、简答题

1. 略　2. 元素有：He、Be、S　其他略

第2章

一、填空题

1. 非金属　7　得到1个电子　－1

2. 水　氧气　煤油　液状石蜡　水和氧气

3. 水　二氧化碳

4. 极易　氨水　碱性　蓝

二、选择题

1. A　2. B　3. D　4. A　5. C　6. C　7. C　8. D　9. C　10. B

第3章

一、名词解释　略

二、填空题

1. 0.61mol　$3.7×10^{23}$

2. 摩尔，M

3. N_A　$6.02×10^{23}$

4. 32g　60g

5. 1.5mol

三、选择题

1. B　2. A　3. C　4. A　5. D　6. D　7. B

四、计算题

1. 278mmol/L　308mmol/L　均为等渗溶液

2. 2.7g

3．44　CO_2

第 4 章

一、名词解释　略

二、填空题

1．①②⑤⑥⑦　③④⑧⑨　⑤⑥⑦　①②

2．7.35～7.45

3．电泳

三、选择题

1．D　2．B　3．C　4．D　5．B　6．B

四、计算题

1．10^{-2}　10^{-8}　酸性　碱性

2．10^{-12}

第 5 章

一、名词解释　略

二、填空题

1．含有碳氢化合物及其衍生物

2．脂肪族芳香族

3．化学性质

4．易、低、难、易、差

5．慢、复杂、副

三、选择题

1．B　2．A　3．C　4．C　5．C

四、简答题　略

第 6 章

一、名词解释　略

二、填空题

1．C_nH_{2n+2}　C_nH_{2n}　C_nH_{2n-2}

2．碳碳双键　乙烯　碳碳三键　乙炔

3．C_nH_{2n-6}

三、选择题

1．D　2．C　3．C　4．D　5．D

四、简答题

1.

（1）3-甲基戊烷　（2）2-甲基-3-乙基-2-戊烯　（3）3-甲基-1-戊炔　（4）对二甲苯

（5）$CH_3{-}CH{-}CH{-}CH_2{-}CH_3$

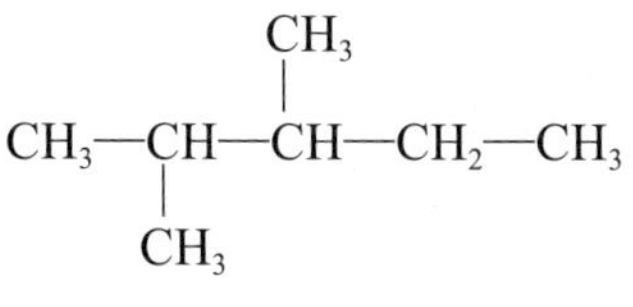

　　　　　　　$\underset{\displaystyle CH_3}{|}$　$\underset{\displaystyle CH_3}{|}$

(6) HC≡C—C—CH$_2$—CH$_2$—CH$_3$
　　　　　　　|
　　　　　CH$_3$ (上方) CH$_3$ (下方)

(7) [萘结构图]

(8) [苯环带三个CH$_3$取代基结构图]

2.

(1) CH$_3$—CH=CH$_2$+Br$_2$ → CH$_3$—CH—CH$_2$
　　　　　　　　　　　　　　　|　　|
　　　　　　　　　　　　　　 Br　Br

(2) CH$_3$—CH$_2$—CH=CH$_2$+HI → CH$_3$—CH$_2$—CH—CH$_3$
　　　　　　　　　　　　　　　　　　　　　　　|
　　　　　　　　　　　　　　　　　　　　　　 I

(3) [苯]+Br$_2$ $\xrightarrow[50\sim60℃]{Fe}$ [苯—Br]+HBr

(4) CH≡CH+2H$_2$ $\xrightarrow{Pt}$ CH$_3$—CH$_3$

(5) CH$_3$—C≡CH+Ag（NH$_3$）$_2$NO$_3$ → CH$_3$—C≡CAg↓+NH$_4$NO$_3$+NH$_3$↑

第7章

一、名词解释　略

二、填空题

1. [—C(=O)—H]　　[(=O)C]　　[—C(=O)—OH]

2. [H—C(=O)—H]　0.4　防腐剂

3. 蓝色氢氧化铜沉淀　红色氧化铜沉淀

2NaOH+CuSO$_4$ ══ Na$_2$SO$_4$+Cu（OH）$_2$↓

2Cu（OH）$_2$+HCHO（甲醛）══ HCOOH（甲酸）+Cu$_2$O（砖红色）↓+2H$_2$O

三、选择题

1. B　2. A　3. D　4. A　5. A

四、简答题

1.（1）3-甲基-1-丁醛　（2）3-甲基-2-丁酮　（3）3-甲基-1-丁酸　（4）苯乙醛

（5）苯乙酮　（6）苯乙酸

2.

（1）CH$_3$CH$_2$CHO+H$_2$ $\xrightarrow{Ni}$ CH$_3$CH$_2$CH$_2$
　　　　　　　　　　　　　　　　　　　　　|
　　　　　　　　　　　　　　　　　　　　 OH

（2）CH$_3$CH$_2$CHO+Cu^{2+}（配离子）$\overset{\triangle}{\rightleftharpoons}$ CH$_3$CH$_2$COO$^-$+Cu$_2$O↓+H$_2$O

(3) $HCHO + [Ag(NH_3)_2]^+ \xrightleftharpoons{\triangle} HCOO^- + Ag\downarrow + NH_3\uparrow + H_2O$

第 8 章

一、名词解释　略

二、选择题

1. D　2. A　3. D　4. A　5. D　6. C　7. D　8. D

三、判断题

1. ×　2. ×　3. ×

四、简答题　略

第 9 章

一、名词解释　略

二、选择题

1. C　2. C　3. B　4. B　5. D　6. C　7. B　8. D　9. C　10. D

三、用化学方法鉴别下列各组化合物

1. $\left.\begin{array}{l}\text{果糖}\\ \text{蔗糖}\end{array}\right\}\xrightarrow[\triangle]{\text{班氏试剂}}\left\{\begin{array}{l}\text{砖红色沉淀}\\ \text{无变化}\end{array}\right.$

2. $\left.\begin{array}{l}\text{乳糖}\\ \text{淀粉}\end{array}\right\}\xrightarrow{I_2}\left\{\begin{array}{l}\text{无变化}\\ \text{深蓝色}\end{array}\right.$

3. $\left.\begin{array}{r}\text{葡萄糖}\\ \text{蔗糖}\\ \text{淀粉}\end{array}\right\}\xrightarrow{I_2}\left\{\begin{array}{l}\left.\begin{array}{l}\text{无变化}\\ \text{无变化}\end{array}\right\}\xrightarrow[\triangle]{\text{班氏试剂}}\left\{\begin{array}{l}\text{砖红色沉淀}\\ \text{无变化}\end{array}\right.\\ \text{深蓝色}\end{array}\right.$

4. $\left.\begin{array}{l}\text{淀粉}\\ \text{糖原}\\ \text{核糖}\\ \text{蔗糖}\end{array}\right\}\xrightarrow{I_2}\left\{\begin{array}{l}\text{深蓝色}\\ \text{红棕色}\\ \left.\begin{array}{l}\text{无变化}\\ \text{无变化}\end{array}\right\}\xrightarrow[\triangle]{\text{班氏试剂}}\left\{\begin{array}{l}\text{砖红色沉淀}\\ \text{无变化}\end{array}\right.\end{array}\right.$

四、略

第 10 章

一、名词解释　略

二、填空题

1. α- 氨基酸　蛋白质分子中 α- 氨基酸的排列顺序和连接方式
2. 氨　羧　两性
3. 阴离子　阳离子
4. 核苷酸　磷酸、戊糖和碱基
5. 核糖核酸（RNA）　脱氧核糖核酸（DNA）

三、选择题

1. B　2. B　3. D　4. A　5. B　6. A

四、简答题　略

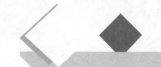

医用化学教学大纲

一、课 程 任 务

　　医用化学课程是中等卫生职业教育计划和教学大纲中规定的基础课程。内容包括无机化学、有机化学、化学实验三部分。本课程的任务是使学生认识和了解与化学有关的自然现象和物质变化规律。获得学习医学课程所必需的基本知识和技能，掌握化学知识在医学上的应用，提高学生的科学素养和综合职业能力。

二、课 程 目 标

　　1. 在初中化学知识基础上，指导学生进一步学习化学基础知识，了解化学课程的任务，化学和医学的关系。

　　2. 熟悉化学的基本概念和知识，基本掌握化学知识在医学上的应用。

　　3. 学会化学的基本技能和操作方法，提高学生实验实践的实训能力，培养他们求实的科学工作作风。

　　4. 培养学生积极主动、严谨好学、崇医敬业的品格素质。

三、学 时 分 配

序号	教学内容	学时数		
		理论	实践	合计
1	绪论	1		1
2	物质结构和元素周期律	5		5
3	无机物质及其应用	4	4	8
4	溶液	10	4	14
5	电解质溶液	8	2	10
6	有机化合物概述	2		2
7	烃	6	1	7
8	烃的衍生物	6	3	9
9	脂类	2		2
10	糖类	4	2	6
11	氨基酸和蛋白质	4	2	6
12	实践考核		2	2
	合计	52	20	72

四、教学内容和要求

教学内容	了解	理解	掌握	教学活动参考	教学内容	了解	理解	掌握	教学活动参考
绪论					※（四）生命元素与人体				
1. 化学研究的对象			√	讲授自学	健康				
2. 化学的历史发展	√			讨论	1. 维生素	√			
3. 化学与医学的关系		√			2. 微量元素	√			
4. 化学的学习方法		√			实验一 化学实验基本		熟练掌握		
一、物质结构和元素周				讲授演示讨	操作				
期律				论实验	实验二 常见元素的性质		学会		
（一）原子结构和同位素					三、溶液				讲授演示
1. 原子结构		√			（一）物质的量				讨论辅
2. 同位素及其应用	√				1. 物质的量及其单位			√	导实验
（二）原子核外电子运动					2. 摩尔质量			√	
状态和分布					※3. 气体摩尔体积	√			
1. 原子核外电子的运动	√				（二）溶液的浓度及配制				
状态					和稀释				
2. 原子核外电子的排布		√			1. 溶液的浓度			√	
规律					2. 溶液的配制和稀释			√	
3. 原子核外电子排布的		√			（三）胶体溶液及高分子				
表示方法					溶液				
4. 原子结构与元素性质			√		1. 分散系	√			
的关系					2. 胶体溶液		√		
（三）元素周期律和元素					3. 高分子溶液		√		
周期表					（四）溶液的渗透压				
1. 元素周期律			√		1. 渗透现象和渗透压		√		
2. 元素周期表			√		2. 渗透压与溶液浓度的		√		
3. 元素周期表的意义	√				关系				
（四）化学键					3. 渗透压在医学上的意义			√	
1. 化学键			√		实验三 溶液的配制和		熟练掌握		
2. 分子的极性		√			稀释				
3. 分子间作用力和氢键	√				实验四 胶体的性质		学会		
二、无机物质及其应用				讲授演示	四、电解质溶液				讲授演示
（一）卤素				讨论实	（一）弱电解质的电离平衡				讨论辅
1. 氯气		√		验自学	1. 强电解质和弱电解质		√		导实验
2. 卤族元素		√			2. 弱电解质的电离平衡		√		
（二）硫和氮					（二）溶液的酸碱性				
1. 硫及其化合物	√				1. 水的电离		√		
2. 氮及其化合物	√				2. 溶液的酸碱性和 pH			√	
（三）钠、铝、铁					（三）盐的水解类型、意义				
1. 钠	√				1. 盐的水解		√		
2. 铝	√				2. 盐的水解类型		√		
3. 铁	√				3. 盐的水解意义			√	

续表

教学内容	了解	理解	掌握	教学活动参考
（四）缓冲溶液				
1. 缓冲作用与缓冲溶液			√	
2. 缓冲溶液的组成和原理		√		
3. 缓冲溶液的医学上的意义		√		
实验五　电解质溶液		熟练掌握		
五、有机化合物概述				讲授演示讨论
（一）有机化合物的概念	√			
（二）有机化合物的结构	√			
（三）有机化合物的特性	√			
（四）有机化合物的分类				
1. 按碳链分类	√			
2. 按官能团分类	√			
六、烃				讲授演示讨论练习实验
（一）饱和链烃				
1. 甲烷	√			
2. 烷烃的结构与同系物		√		
3. 烷烃的命名与同分异构现象		√		
4. 烷烃的性质			√	
（二）不饱和链烃				
1. 烯烃		√		
2. 炔烃		√		
3. 不饱和烃的命名和化学性质			√	
（三）闭链烃				
1. 脂环烃	√			
2. 芳香烃			√	
实验六　烃的化学性质	学会			
七、烃的衍生物				讲授演示讨论辅导练习自学实验
（一）醇酚醚				
1. 醇			√	
2. 酚		√		
3. 醚	√			
（二）醛、酮和羧酸				
1. 醛、酮			√	

教学内容	了解	理解	掌握	教学活动参考
2. 羧酸			√	
（三）含氮有机化合物				
1. 胺		√		
2. 酰胺		√		
实验七　醇和酚的性质		熟练掌握		
实验八　醛和酮的性质		熟练掌握		
实验九　羧酸的性质		熟练掌握		
八、脂类				讲授讨论练习自学实验
（一）酯和油脂				
1. 酯		√		
2. 油脂			√	
（二）类脂				
1. 磷脂		√		
2. 固醇		√		
九、糖类				讲授演示讨论实验辅导
（一）单糖				
1. 葡萄糖			√	
2. 果糖		√		
3. 核糖和脱氧核糖		√		
4. 单糖的性质			√	
（二）双糖和多糖				
1. 常见的双糖		√		
2. 常见的多糖		√		
实验十　糖类的性质		学会		
十、氨基酸和蛋白质				讲授演示讨论自学辅导实验
（一）氨基酸				
1. 氨基酸的结构、分类和命名		√		
2. 氨基酸的性质			√	
（二）蛋白质				
1. 蛋白质的组成		√		
2. 蛋白质的结构		√		
3. 蛋白质的性质			√	
4. 蛋白质的分类		√		
※（三）核酸		√		
实验十一　油脂和蛋白质的性质		熟练掌握		

"※"所标内容为选学内容

<h1 style="text-align:center">五、教学大纲说明</h1>

（一）适用对象与参考学时

本教学大纲可供护理、助产、药学、医学检验、口腔工艺技术、医学影像技术、中医等中等医学专业使用，总学时为 72 学时，其中理论教学 52 学时，实践教学 20 学时，※ 号内容为选学内容，供教师教学时酌情选用。

（二）教学要求

1. 本课程对理论部分教学要求分为掌握、理解、了解三个层次。掌握是指对化学中所学的基本知识、基本理论具有深刻的认识，并能灵活地应用所学知识分析、解释生活现象和相关医学问题。理解是指能够解释、领会概念的基本含义并会应用所学技能。了解是指能够简单理解、记忆所学知识。

2. 本课程突出以培养能力为本位的教学理念，在实践技能方面分为熟练掌握和学会两个层次。熟练掌握是指能够独立娴熟地进行正确的实践技能操作，学会是指能够在教师指导下进行实践技能操作。

（三）教学建议

1. 教师在教学中要把握化学课程提高学生职业能力的特点，积极采用现代化教学手段，加强直观教学，注重理论联系实际，进行知识拓展和知识应用，突出职业能力的培养，理论知识有针对性，以够用为原则，避免高深烦琐的推导、分析和解释。注重医学中的化学知识和现象的讲授，体现化学科学在医学科学领域的重要意义。

2. 实践教学要充分利用教学资源，充分调动学生学习的积极性和主观能动性，强化学生的动手能力和实践技能操作。

3. 本课程强调学生运用化学知识的能力，考核评价应降低难度，突出能力，评价内容务求适用，尽量围绕医学中的化学知识和现象进行。可通过课堂提问、布置作业、单元目标测试、实践考核、期末考试等多种形式，对学生进行学习能力、实践能力和应用新知识能力的综合考核，以期达到教学目标提出的各项任务。